LES ACTUALITÉS MÉDICALES

Traitement

de la

Syphilis

LES ACTUALITÉS MÉDICALES

9767-00. — Corbeil. Imprimerie Éd. Crété.

Traitement
de la
Syphilis

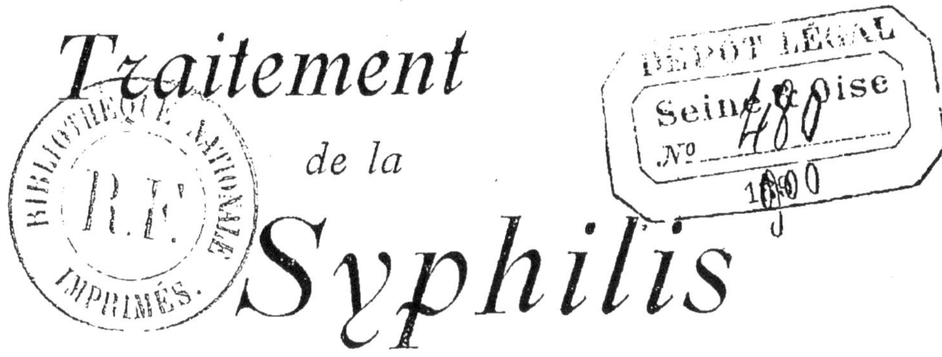

PAR

LE Dr E. EMERY

Ancien chef de clinique des maladies cutanées et syphilitiques
à la Faculté de médecine,
Assistant de consultation adjoint à l'hôpital Saint-Louis.

Préface de M. le Professeur A. FOURNIER

Professeur de clinique dermatologique et syphiligraphique à la Faculté
de médecine de Paris, Médecin de l'hôpital Saint-Louis.

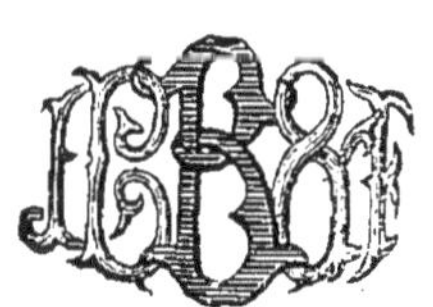

PARIS

LIBRAIRIE J.-B. BAILLIÈRE ET FILS

19, RUE HAUTEFEUILLE, 19

1901

Tous droits réservés.

Mon cher ami,

Vous me mettez dans un grand embarras en me demandant
une préface pour votre livre, qui n'est — avez-vous bien voulu
dire — qu'un reflet de mon enseignement. Car, si je vous en
fais des compliments, je vais avoir l'air de m'adresser des
compliments à moi-même.

N'importe. Il faut avoir le courage de son opinion. Eh bien,
mon opinion, après avoir lu votre livre, c'est qu'il est bon. Je
ne manquerai donc pas d'en dire tout haut ce que j'en pense
tout bas. — Et, si je le juge tel, c'est que très certainement il
sera *utile*; — *utile* notamment aux praticiens et aux élèves qui
ont les uns trop à faire et les autres trop à apprendre pour lire
les très gros volumes usuellement consacrés au traitement de
la syphilis. Mon abnégation n'ira pas jusqu'à médire du gros
(ce qui m'attirerait les foudres de mon éditeur); mais j'avoue
estimer et aimer les petits, parce qu'ils s'insinuent plus sûrement dans la bibliothèque et qu'ils font office de vulgarisa-
teurs. *Multa paucis*, tel est leur mérite, à la condition d'être
bien conçus et bien faits, ce qui me semble être le cas en
l'espèce.

A ce titre, comme à d'autres, j'espère que le public appré-
ciera favorablement votre livre et lui accordera bon accueil.

Qu'il reçoive donc mes souhaits de bienvenue, auxquels je
joins mes amitiés pour l'auteur.

Alfred Fournier.

AVANT-PROPOS

Je n'ai pas la prétention, en faisant paraître dans les *Actualités médicales* le traitement de la syphilis, d'apporter au lecteur des notions entièrement nouvelles sur un sujet qui comporte déjà de si remarquables travaux. J'ai eu simplement en vue, tout en groupant sous une forme succincte les questions auxquelles la large expérience de nos maîtres a donné une solution définitive, d'essayer une sorte de discussion et de mise au point d'une méthode relativement récente dont personne ne conteste la remarquable efficacité, mais qui, dans les détails de son application, donne et donnera encore lieu aux plus vives controverses. Je veux parler de la méthode des injections mercurielles hypodermiques.

Loin de moi la prétention d'en avoir donné dans cette étude la formule définitive ; je pense seulement que le praticien pourra trouver dans ces quelques lignes une indication sur le choix d'un procédé, et des détails de technique qui lui seront de quelque utilité dans le traitement de cette affection.

E. EMERY.

TRAITEMENT DE LA SYPHILIS

I. — HYGIÈNE DU SYPHILITIQUE.
MÉDICATIONS AUXILIAIRES. - PROPHYLAXIE.

Si les diverses manifestations de la diathèse syphilitique sont sous la dépendance directe de l'agent pathogène spécifique (microorganisme, virus ou toxine), si la graine est la cause primordiale des accidents, il n'en est pas moins vrai que le terrain sur lequel est venue se greffer la syphilis joue ici, comme dans les autres infections, un rôle important. Les états constitutionnels antérieurs, les prédispositions naturelles ou acquises, les états morbides généraux et locaux préexistants, les déchéances de l'organisme ou seulement d'une partie de l'organisme, d'un système, d'un appareil résultant d'une inobservation des lois de l'hygiène, sont autant de causes d'appel, de points de détermination pour les accidents spécifiques. Aussi, dans le traitement de la syphilis, doit-on faire une large place à ces divers facteurs et n'oublier jamais le mot de Ricord : « Quand on a la vérole, il fait bon bien se porter. »

Hygiène du syphilitique. — Hygiène nerveuse. — Les lois de l'hygiène peuvent se résumer en ces trois mots : éviter les excès; c'est surtout chez le syphilitique que ces termes sont vrais, et que ces excès doivent être énergiquement réprimés : en première ligne, ceux qui ont pour résultat le surmenage du système nerveux. L'axe cérébro-spinal, en effet, est de tous les appareils celui que la syphilis frappe avec la plus grande fréquence, puisque sur 3 429 cas d'accidents de cet ordre, le professeur Fournier n'en a pas relevé moins de 1 085 affectant l'encéphale ou la moelle épinière. Il est vrai que dans cette statistique rentrent les cas de tabès et de paralysie générale.

Aussi, chez tous les syphilitiques, surtout ceux qui appartiennent de par leur hérédité à la grande famille des névropathes, chez ceux que leurs professions, leurs habitudes, leurs relations entraînent à une tension continue, à des surexcitations répétées de leur système nerveux, le médecin doit-il s'attacher à prévenir l'éclosion d'un accident contre lequel le traitement spécifique ne donne souvent que des résultats médiocres, quelquefois même négatifs.

Insistons sur les dangers des travaux intellectuels exagérés et sur ceux, bien plus grands encore, des fatigues qu'occasionnent la vie mondaine, les émotions du jeu, les veilles prolongées, les excès vénériens. Les intellectuels et les « fêtards », les surmenés du cerveau et de la moelle, voilà ceux qui payent le plus lourd tribut à la syphilis, ceux dont les jours sont constamment menacés soit par un accident subit et rapidement mortel, soit par le développement lent et graduel de lésions non moins redoutables qui aboutissent tantôt à des infirmités permanentes (hémiplégie, etc.), tantôt à de véritables morts sociales (ramollissement, paralysie générale, etc.).

Une existence calme et rangée, sans pour cela négliger les travaux du corps et de l'esprit, pourvu toutefois que les fatigues qu'ils entraînent soient compensées par des intervalles de repos suffisant, repos physique et repos intellectuel, réalisés au besoin par l'éloignement momentané ou définitif des affaires et par le changement de milieu social, doit assurer chez le syphilitique la sauvegarde du système nerveux.

A côté de ces surmenés, il est une certaine catégorie d'individus chez lesquels la substance nerveuse réagit d'une autre façon. Ce n'est plus ici une fatigue du cerveau ou de la moelle qui entre en jeu, c'est le moral qui se trouve affecté par la peur constante des méfaits dont ces individus font l'attribut obligatoire de toute syphilis, et auxquels ils se croient voués sans recours. Cette « angoisse syphilitique » les étreint, les intoxique, et détermine chez eux une variété particulière de neurasthénie, qui finit par réagir de néfaste manière sur l'état général, amène dans les fonctions organiques des perturbations graves et fait des divers systèmes des victimes toutes prêtes pour le poison syphilitique.

Le rôle du médecin vis-à-vis de pareils malades, tout moral qu'il paraisse, n'en est pas moins d'une importance capitale. Il doit s'efforcer de combattre leurs terreurs imaginaires, leurs

idées noires, les éclairer, leur expliquer ce qu'est la syphilis
bien traitée et leur faire entrevoir sinon une guérison absolue
et sans retour, du moins une immunité si probable envers les
accidents graves, qu'elle peut être considérée presque comme
une guérison définitive.

Hygiène physique. — J'ai déjà relaté les effets désastreux
du surmenage chez les syphilitiques. Je ne crois pas qu'il soit
nécessaire ici de détailler ce que doit être leur vie physique,
car « pour des malades qui, comme les syphilitiques, vivent
dans les mêmes conditions que les gens bien portants, il n'y a
véritablement sous ce rapport qu'à rappeler les lois de l'hygiène générale (1) ». L'air et le soleil, un exercice méthodique-
ment réglementé (promenades et jeux au grand air), un som-
meil facilité par un coucher à heure fixe, un logement salubre,
c'est-à-dire sec et bien exposé, la satisfaction régulière du
besoin génital, « mais seulement le pot au feu pour apaiser la
grosse faim normale, et point de ces condiments qui entre-
tiennent un appétit factice (1) », l'*hydrothérapie* sous toutes ses
formes, en tant surtout que tonique et régulateur du système
nerveux, voilà les auxiliaires puissants, sans lesquels ni le
mercure ni l'iodure ne sauraient donner ce qu'on est en droit
d'attendre d'eux.

Hygiène alimentaire. — **Alcool et tabac.** — Quant au régime
alimentaire du syphilitique, il y a peu de choses à en dire. Il
n'y a pas d'aliments défavorables à la syphilis. Si le malade
doit avoir une nourriture suffisante et substantielle, si, comme
le disait déjà Massa, « *Æger cum bonis cibariis nutriatur* », le
médecin devra défendre les écarts de régime, les excès de table
et principalement un usage immodéré des boissons alcooliques.
L'*alcoolisme* est en effet un des plus grands facteurs de gravité
de la syphilis. C'est lui qui, pour une part, fait les syphilis
malignes précoces, les syphilis à jets continus, les syphilides
cutanées confluentes, le tertiarisme tardif et surtout le tertiarisme nerveux. Il est enfin une des causes indéniables du phagédénisme tertiaire. A côté des dangers de l'alcoolisme, il faut
citer, car l'un souvent attire l'autre, les inconvénients multiples et parfois graves qu'engendre l'habitude du tabac. Sans
parler du danger au point de vue de la contagion, qui réside

(1) Diday, *Histoire naturelle de la syphilis.* Leçons professées à
l'École pratique de la Faculté de Paris, 1863.

dans l'usage de la pipe, nous rappellerons qu'à la période secondaire comme à la tertiaire, le tabac a sur la bouche une influence des plus néfastes. A la période secondaire, il provoque et entretient les plaques muqueuses labiales, linguales, gutturales ; à la période tertiaire, il est une des causes des glossites scléreuses ou scléro-gommeuses « dont le pire type, le type le plus rebelle et le plus incurable est précisément réalisé par la variété dite glossite syphilo-nicotique » (Fournier).

États morbides antérieurs généraux et locaux. — Si la négligence des principes élémentaires de l'hygiène est capable de déterminer ou plutôt d'appeler, chez le syphilitique, certaines manifestations, on ne saurait évidemment refuser aux tares constitutionnelles, aux états morbides antérieurs généraux et locaux un pouvoir identique. Malgré les travaux de Verneuil, le rôle des diathèses en face de la syphilis est loin d'être nettement élucidé. Toutefois, chez les lympho-scrofuleux, deux faits d'observation journalière sont suffisamment établis, à savoir : 1° que chez eux, la vérole se manifeste par des accidents présentant des caractères particuliers empruntés au terrain sur lequel elle évolue (pertes de substance étendues, suppurations interminables, concrétions épaisses, stratifiées, etc.) et revêtant l' « uniforme scrofuleux » ; c'est ce que Ricord appelait du « scrofulate de vérole » ; 2° que les antistrumeux, et en première ligne l'huile de foie de morue, associés au traitement spécifique, produisent sur des manifestations syphilitiques des résultats merveilleux, alors que ce dernier traitement seul appliqué ne donne que des demi-succès.

Chez les anémiques (et je n'ai pas en vue ici l'anémie syphilitique), la médication martiale ; chez les paludéens, le quinquina, l'arsenic et l'hydrothérapie trouvent une indication au moins égale à celle du traitement spécifique.

Quant aux états morbides locaux, leur rôle et leur importance, en tant que causes d'appel, ne sauraient être contestés. Pour peu qu'on fréquente un service de maladies vénériennes, on est rapidement frappé du nombre, de l'étendue, de la durée des syphilides secondaires nommées plaques muqueuses chez les malades à bouche malsaine, ou dont les parties génitales sont le siège d'une irritation permanente, d'écoulements leucorrhéiques ou blennorragiques. Ces manifestations deviennent au contraire, sinon exceptionnelles, du moins réduites à leur plus simple expression, chez les personnes qui appartiennent à la classe propre de la société. Aussi, chez tout syphilitique, le médecin ne doit-il pas négliger de porter ses investigations sur les trois points suivants : la cavité bucco-pharyngée, — les organes génitaux, — le système cutané.

Du côté de la cavité buccale, le système dentaire devra être l'objet de soins particuliers : la carie, les gingivites (tartrique ou autres) seront traitées ; les chicots seront enlevés. On traitera aussi la pharyngite chronique, la rhinite chronique, etc.

Du côté des organes génitaux, la balano-posthite chez l'homme, les écoulements vaginaux chez la femme seront énergiquement combattus.

Du côté du système tégumentaire, la médication devra s'adresser aux états séborrhéiques, qui jouent un rôle certain dans le développement et la persistance de quelques syphilides secondaires. Dans les régions où les sueurs locales sont une cause d'humidité et d'irritation permanentes (aisselles, pieds, etc.), on assurera l'asepsie de la peau par des savonnages fréquents suivis de l'application de poudres inertes légèrement astringentes (oxyde de zinc, talc aluné, etc.). Signalons enfin et en passant un point qui a son importance : c'est la fréquence des lésions gommeuses ou tuberculo-ulcéreuses chez les variqueux, chez ceux que leur profession oblige à se tenir debout, expose à des traumatismes répétés, et qui, par ignorance ou par négligence, ne s'astreignent à porter aucun appareil de contention.

En présence d'un syphilitique, tout médecin digne de ce nom doit l'interroger sur ses habitudes, sa profession, son état de santé générale, examiner ses divers organes ou systèmes et ne pas se cantonner seulement dans l'examen de la lésion spécifique et la prescription d'un traitement mercuriel ou ioduré, sous peine de s'exposer aux échecs les plus décevants (1).

II. — ACTION PRÉVENTIVE DU MERCURE.

Deux médicaments, le mercure et l'iodure de potassium, ont acquis, dans le traitement de la syphilis, une réputation

(1) Voy. l'excellent ouvrage du Dr Bourges sur l'hygiène du syphilitique.

méritée au point qu'ils peuvent être considérés comme de véritables spécifiques.

Mais si chacun d'eux possède à l'égard des divers accidents syphilitiques des propriétés curatives merveilleuses, on peut dire que le premier rang revient de droit au mercure. En effet, tandis que l'iodure trouve la presque unanimité de ses indications à la période tertiaire de la vérole, certaines manifestations précoces mises à part, le mercure, au contraire, a sa place marquée à toutes les périodes. Son action bienfaisante ne saurait pas plus être niée à l'égard des accidents tertiaires qu'elle ne l'est dans la période secondaire en face de laquelle l'iodure de potassium, à de rares exceptions près, reste d'une impuissance quasi complète. Il est en outre seul capable d'enrayer la diathèse, d'atténuer le virus, de prévenir les accidents ultérieurs.

Ce rôle préventif du mercure dans la syphilis n'est pas admis sans conteste et, de nos jours encore, nombre de syphiliographes ne craignent point d'afficher à son endroit des opinions empreintes du plus pur scepticisme, tout en reconnaissant au remède une action des plus nettes contre les symptômes de la maladie. Sans entrer dans le détail et la discussion des arguments dont se prévaut la méthode de traitement dite opportuniste, c'est-à-dire celle qui ne reconnaît de qualités à l'hydrargyre que pour combattre et effacer les manifestations actives de la vérole, nous pensons qu'il est utile de rapporter ici les raisons majeures qui démontrent l'action du mercure sur la syphilis même latente, c'est-à-dire sur la diathèse, en dehors de tout accident. Ces raisons sont au nombre de trois principales et d'autant plus irréfutables qu'elles reposent, à l'abri de toute hypothèse, sur des faits d'observation journalière, reconnus de tous, adversaires comme partisans de l'action préventive.

Ces arguments, les voici :

1er ARGUMENT. — Administré dès le début de la vérole, dès l'apparition du chancre induré, alors que les accidents généraux et éruptifs qui caractérisent la période secondaire n'ont pas encore apparu, le mercure *retarde* et *atténue* ces accidents.

1° Il les *retarde* : en effet, de nombreuses observations ont montré à Diday, Jullien, etc., que, dans les syphilis traitées dès l'apparition du chancre, l'intervalle qui sépare celui-ci de la période secondaire, c'est-à-dire la deuxième incubation, est notablement allongé.

2º Il les *atténue* : il suffit, en effet, de suivre quelque temps un service de syphilitiques pour se rendre compte de ce qu'est la syphilis secondaire, chez les malades traités d'une façon précoce et aussi entre les manifestations secondaires, à côté de celle qui évolue chez les individus qui n'ont subi encore aucun traitement, ou n'ont été soumis au mercure qu'à l'occasion d'une poussée éruptive. Chez les premiers — sauf quelques exceptions — l'explosion secondaire est ordinairement avortée et se réduit à quelques taches, quelques papules, quelques croûtes du cuir chevelu, quelques plaques muqueuses, si le sujet est tant soit peu fumeur. Chez les autres, les accidents sont plus marqués, plus tenaces et récidivent avec une facilité quelquefois désespérante.

2ᵉ ARGUMENT. — Celui-ci est de beaucoup plus important que le premier et doit attirer au plus haut degré l'attention du praticien : les accidents du tertiarisme sont incomparablement moins fréquents chez les syphilitiques qui ont subi un long traitement mercuriel, que chez ceux dont la cure a été nulle ou abandonnée aux hasards de la période secondaire.

En effet, M. le professeur Fournier, sur un relevé de 2 400 observations d'accidents tertiaires, prises dans sa pratique personnelle hospitalière et privée, observations dans lesquelles les antécédents thérapeutiques ont été soigneusement notés, a trouvé — chiffres combien éloquents ! — les résultats suivants :

78 p. 100 traitement antérieur nul ou inférieur à un an.

19 p. 100 traitement de un à deux ans.

3 p. 100 traitement prolongé, supérieur à trois ans.

A ce propos et comme corollaire de ce qui précède, nous ferons remarquer que l'influence du traitement mercuriel est susceptible d'expliquer sinon complètement, du moins en partie, un fait en apparence paradoxal, à savoir la fréquence insolite (9 fois sur 10 cas) d'antécédents secondaires bénins chez les malades affectés de tertiarisme. Cette fréquence, en effet, ne peut-elle pas tenir à ce que les accidents secondaires, très bénins et de courte durée, ont sans doute été traités comme tels, c'est-à-dire d'une manière peu prolongée et peu intensive, manière suffisante peut-être pour les guérir, — chose qu'ils auraient pu faire spontanément, — mais insuffisante quant à l'infection latente dont le germe a persisté dans l'organisme jusqu'à l'apparition de la manifestation tertiaire? Inversement, si l'on ne rencontre dans les antécédents du tertiarisme qu'un nombre tout à fait restreint d'accidents secondaires intenses ou même graves (syphilis malignes précoces, etc.), cette rareté ne tient-elle pas à ce que ces accidents secondaires ont réclamé par leur intensité même un souci plus marqué pour sa santé, de la part du malade, un traitement plus énergique et plus prolongé de la part du médecin? Et de ces faits n'est-il pas rationnel de conclure :

Il faut traiter longuement toutes les véroles fortes, moyennes et faibles, car la gravité de la maladie ne réside pas dans un plus ou moins grand nombre de papules cutanées ou de plaques muqueuses, mais dans les accidents tertiaires, accidents tardifs, viscéraux, nerveux ou autres, que rien dans les symptômes du début ne saurait ou faire prévoir ou faire écarter.

3ᵉ ARGUMENT. — Il est, lui aussi, d'une importance capitale et réside dans l'*action manifestement préventive du mercure sur les manifestations de l'hérédo-syphilis* : l'exemple suivant va montrer ce qu'est cette action : Un individu a contracté la syphilis un certain nombre d'années avant son mariage; il a été bien ou mal traité, peu importe, mais il n'a pas eu depuis longtemps le moindre accident. Il se marie et continue à se bien porter. Coup sur coup, sa femme restée saine, au moins en apparence, comme lui d'ailleurs, avorte ou accouche d'enfants mort-nés. Un médecin consulté soumet le mari, quoiqu'il n'ait aucun accident, au traitement mercuriel : une nouvelle grossesse survient chez la femme et se termine par la naissance d'un enfant des mieux constitués, indemne de toute syphilis et qui restera bien portant... Dans son livre sur l'hérédité syphilitique, mon éminent maître M. le professeur Fournier rapporte nombre de cas semblables. Peut-on nier ici l'influence préventive du mercure, et son action sur « le principe même de la maladie »? (Fournier).

Les arguments qui précèdent nous paraissent tellement décisifs que nous n'insisterons pas davantage sur ce point et que nous conclurons de ce chapitre :

Dans la syphilis, à côté du *traitement occasionnel*, c'est-à-dire du traitement provoqué par l'apparition d'un ou de plusieurs accidents, *il doit y avoir toujours*, même en l'absence de la moindre alerte, *un traitement de fond* destiné à agir sur le germe latent de la vérole, de façon à diminuer, à annihiler sa virulence capable, quelle que soit la bénignité du début, de se manifester plus tard par des accidents graves pour le malade lui-même ou pour sa progéniture.

Mais avant d'exposer les motifs qui nous guideront dans le choix des procédés du traitement à employer contre les divers accidents, et les règles directrices du traitement de fond, il nous faut étudier les accidents et les différents modes d'administration du mercure d'abord, de l'iodure ensuite.

III. — ACCIDENTS ET INCONVÉNIENTS DU MERCURE.

Les composés mercuriels sont capables de provoquer des phénomènes d'intoxication spéciaux qu'on désigne sous le nom générique d'hydrargyrisme. Disons de suite que cet hydrargyrisme thérapeutique ne rappelle que de fort loin, en général, les accidents graves de l'hydrargyrisme professionnel. .

Les accidents imputables au traitement mercuriel peuvent se rencontrer avec tous les modes d'administration du mercure, avec tous les composés employés, mais non pas avec la même fréquence pour tous. Nous signalerons en étudiant les procédés de traitement et les préparations en usage, les inconvénients qui leur incombent plus particulièrement.

Dans la genèse de ces accidents, il faut tenir grand compte des prédispositions spéciales du malade, prédispositions que l'on résume sous le nom d'idiosyncrasie. L'idiosyncrasie peut être totale, c'est-à-dire que chez un individu l'hydrargyrisme se produit avec n'importe quel composé, quel que soit son mode d'administration. Ce fait, heureusement rare, apporte au traitement de la syphilis un obstacle presque insurmontable. Le plus souvent, l'idiosyncrasie n'est que partielle, c'est-à-dire qu'elle n'existe que pour un ou plusieurs composés.

La pathogénie des accidents mercuriels n'est pas unique. En dehors des idiosyncrasies dont nous parlions plus haut, ces accidents peuvent, dans certains cas, être regardés comme l'expression purement locale de l'action irritante du médicament éliminé par la glande, sur un organe de système en état de réceptivité morbide, telle une bouche malsaine par exemple prédispose à la stomatite; dans d'autres cas, surtout lorsqu'ils sont généralisés ou associés, ils reconnaissent pour point de départ une imperméabilité plus ou moins complète de l'appareil rénal.

Quoi qu'il en soit, on peut les diviser en accidents *buccaux* ou *stomatite*, — accidents *gastro-intestinaux*, — accidents *cutanés* ou hydrargyrie, — accidents *rénaux* ou albuminurie.

1. Stomatite mercurielle. — Encore appelée salivation mercurielle, à cause de son symptôme prédominant, la stomatite est l'accident le plus commun. Aucune des préparations mercurielles, aucun des procédés de traitement n'en met à l'abri, mais certains d'entre eux la provoquent avec une facilité plus ou moins grande, tels sont le protoiodure en ingestion, les frictions, les injections massives.

Sauf négligence du médecin ou imprudence de la part du malade, elle n'est plus que l'ombre d'elle-même, comparativement à ce qu'elle était aux siècles passés, lorsque la salivation était considérée comme un mal nécessaire et le traitement comme d'autant plus actif que la salivation était plus abondante.

Sa cause par excellence, peut-être même sa cause unique, est le mauvais état de la bouche et de la dentition. En effet, elle est inconnue chez les individus dépourvus de dents : chez les vieillards où elles ont disparu, chez l'enfant qui n'en a pas encore. Certains auteurs (Bergé, Galippe) lui reconnaissent une origine microbienne, et ne font jouer au mercure qu'un rôle occasionnel, provocateur. Nous partageons entièrement leur opinion.

Avec quelques soins — sauf quand il s'agit de la stomatite des frictions dont nous verrons plus tard les caractères spéciaux — le médecin doit pouvoir la conjurer, au moins dans sa forme grave, en observant les règles prophylactiques suivantes :

1° *Ne jamais prescrire un traitement mercuriel sans avoir examiné soigneusement la bouche du malade et constaté qu'elle est en bon état.* Sinon différer, à moins d'indications urgentes, l'administration du mercure jusqu'à ce que le dentiste ait fait son œuvre.

2° *Surveiller minutieusement, quotidiennement si possible, la bouche de tout malade soumis au mercure,* car la stomatite — celle des frictions mise à part — n'est jamais grave du jour au lendemain et s'annonce toujours, au moins quand le mercure est donné par la bouche, par des gingivites partielles, des *stomatites « d'alarme »* (Fournier) dont voici, d'après le professeur Fournier, les *quatre types* principaux :

A. — GINGIVITE MÉDIANE INFÉRIEURE (collet des incisives médianes inférieures).

B. — GINGIVITE PÉRIPHÉRIQUE, c'est-à-dire qui se manifeste autour d'un chicot, d'une dent cariée, etc.

C. — STOMATITE GÉNIENNE, se produisant sur la muqueuse de la joue au point correspondant à la dernière molaire inférieure, ordinairement du côté où dort le malade.

D. — DÉCOLLEMENT RÉTRO-MOLAIRE, type le plus commun (8 à 9 fois sur 10) et qui consiste en l'inflammation du repli muqueux qui borde en arrière la dernière grosse molaire inférieure. Ce repli se décolle de la dent et forme une petite *languette flottante*, rouge, verticale, érosive et facilement saignante.

3° *Prescrire au malade en cours de traitement une rigoureuse hygiène buccale*, c'est-à-dire matin et soir un brossage des dents avec une brosse molle, bouillie au moins une fois par jour, et plongée en permanence dans une solution antiseptique (solution faible de sublimé, phéniquée, boriquée, etc.); cette brosse sera enduite d'une pâte ou d'une poudre dentifrice. Après chaque brossage, la bouche sera rincée avec une solution boriquée, chloratée ou d'eau oxygénée au quart. Le malade se rincera la bouche après chaque repas. Le tabac sera absolument proscrit. Le chlorate de potasse jouit, à titre de préventif de la stomatite mercurielle, d'une réputation que rien ne justifie : il est de toute évidence que son usage seul ne saurait remplacer les soins précédents.

4° *Instruire toujours le malade de la possibilité des accidents buccaux et lui recommander de suspendre de lui-même son traitement à la première alerte*, quitte à le reprendre après avis du médecin. Cette conduite du malade sera celle que devra tenir le médecin s'il constate chez son malade la moindre menace d'irritation gingivale.

Si, malgré ces précautions, ou en leur absence, la stomatite s'est produite, voici le traitement qu'il conviendra de suivre, après avoir suspendu l'administration du mercure si déjà elle ne l'a pas été.

Dans les formes légères, il suffira de prescrire les soins d'hygiène buccale associés à quelques gargarismes boriqués ou autres, et au besoin à de légers attouchements quotidiens avec la teinture d'iode.

EMERY. — Syphilis.   2

La stomatite généralisée sera traitée, dans sa période aiguë, par les bains de bouche fréquemment répétés (toutes les heures) avec de l'eau de guimauve boriquée ou avec de l'eau d'orge ; on pourra aussi, avec les mêmes liquides, faire de grandes irrigations buccales, sans préjudice d'un minutieux nettoyage des dents par un dentiste. Dans la période subaiguë, on adjoindra aux irrigations précédentes des gargarismes chloratés ou boriqués, et l'on fera de légères cautérisations au nitrate d'argent et surtout à l'acide chromique pur sur les points douloureux, en ayant soin, quand les lésions seront très étendues, de ne traiter chaque jour qu'une région de la muqueuse buccale.

Les attouchements à la solution de cocaïne (1/100 ou 1/50) pourront dans les deux périodes rendre quelques services.

Ajoutons enfin qu'aux périodes aiguës de la stomatite, on a quelquefois besoin d'ordonner des calmants généraux, tels que l'opium, et que le lait est souvent le seul aliment bien supporté.

2. **Accidents gastro-intestinaux.** — Ils s'observent le plus souvent quand le-mercure est donné par la bouche, mais ils ne sont pas exclusifs à ce mode d'administration. Apparaissant quelquefois dès les premiers jours du traitement, ils ne sont le plus ordinairement signalés qu'après un temps plus ou moins long, d'habitude trois à quatre semaines.

Du côté de l'estomac, ils se traduisent par des phénomènes gastralgiques, des crampes, une perte variable de l'appétit, accompagnés quelquefois d'un léger état saburral de la langue, plus rarement de vomissements. Les pilules de Dupuytren et la liqueur de Van Swieten, toutes les deux à base de bichlorure d'hydrargyre, en sont les principaux facteurs.

Du côté de l'intestin, les symptômes consistent en coliques abdominales, pincements, tiraillements, coliques quelquefois sèches, mais plus fréquemment accompagnées d'une diarrhée plus ou moins abondante et bilieuse, dans quelques cas striée de sang.

Le protoiodure en ingestion et les frictions sont parmi les causes les plus fréquentes de ces derniers accidents.

L'association au mercure de préparations opiacées, l'antisepsie intestinale, l'abstention de certains aliments végétaux (oseille, choux, etc.) aux repas, la suspension du traitement mercuriel, surtout le changement de préparation et de mode d'administration du mercure, constitueront la base des indications thérapeutiques contre ces accidents.

3. **Accidents cutanés. Hydrargyrie.** — Il faut distinguer l'hydrargyrie de cause interne, due à l'élimination du mercure par la peau, de l'hydrargyrie de cause externe, régionale, qui n'est qu'une dermite par irritation locale et qui n'est pas un accident d'intoxication. La véritable hydrargyrie, celle de cause interne, est, plus que tout autre accident, affaire d'idiosyncrasie. Elle revêt l'aspect d'un *érythème polymorphe desquamatif* avec ses types divers : scarlatiniforme, morbilliforme, urticarien, hémorragique, etc. Au point de vue clinique, on peut lui décrire trois formes :

1° *Forme légère*, limitée ordinairement aux régions sudoripares (aines, aisselles, régions périgénitales, poignets et mains, etc.).

2° *Forme moyenne*, la plus commune. L'éruption se présente ordinairement sous le type scarlatiniforme ; elle est composée de grandes nappes d'un rouge vermillon avec fond granité : la face est ordinairement le siège d'une tuméfaction érysipélatoïde, surtout au niveau des paupières ; le cuir chevelu présente une abondante desquamation ; aux mains et aux pieds on observe, outre le gonflement, des craquelures de la paume et de la plante. Au bout de quelques jours survient une desquamation abondante écailleuse, en lambeaux, en doigt de gant, etc., suivant les régions : la maladie revêt à ce moment l'aspect de la dermatite exfoliatrice.

3° *Forme grave*, ici l'éruption est généralisée à tout le corps, la bouffissure des téguments est extrêmement prononcée et au moment de la desquamation, la chute de l'épiderme laisse à nu de grandes surfaces suintantes analogues à celles qu'on observe à la suite des grandes brûlures.

Les symptômes fonctionnels sont variables avec les diverses formes. Dans les formes très légères, ils se bornent à une ardeur cutanée, à un prurit qui ne laisse point quelquefois d'être extrêmement désagréable. On observe, dans les formes un peu plus marquées, un léger état fébrile associé à des phénomènes d'embarras gastro-intestinal ; enfin, dans les formes graves, les symptômes sont ceux de tout état typhoïde et la terminaison est souvent mortelle.

La durée des formes moyennes et graves est toujours longue et rarement moindre de quelques semaines, à moins de terminaison fatale.

Albuminurie. — L'albuminurie mercurielle peut accompagner les divers accidents que nous avons signalés, mais elle peut aussi s'observer seule. Son existence est indéniable. Elle est quelquefois difficile à distinguer de l'albuminurie due à la syphilis. Elle ne présente aucun symptôme particulier, si ce n'est lorsqu'elle est légère, et c'est la règle ordinaire, d'apparaître avec le traitement et de disparaître rapidement avec sa suspension.

Elle constitue un accident sérieux, vu qu'elle est liée vraisemblablement à une susceptibilité particulière du rein, à un état morbide préalable de cet organe et qu'ainsi elle oblige, sous peine d'accidents plus graves, à surveiller l'administration du mercure et à n'employer que des doses infinitésimales, au moins pour commencer.

De la connaissance de ces divers accidents, il résulte qu'avant d'administrer un traitement mercuriel à un syphilitique, le médecin doit dans tous les cas :

1° *Examiner les urines*, non seulement au point de vue de la présence ou de l'absence de l'albumine, mais encore du sucre (les diabétiques sont, on le sait, extrêmement prédisposés à la stomatite) et surtout de la perméabilité rénale (densité, toxicité, etc.).

2° *Visiter soigneusement la bouche du malade*, particulièrement l'état des dents.

3° *L'interroger sur ses fonctions digestives.*

4° Ne débuter, enfin, dans l'administration du médicament, à moins d'indications urgentes, que *par des doses au-dessous de la moyenne*, pour tâter la susceptibilité du malade.

IV. — MODES D'ADMINISTRATION DU MERCURE. — AVANTAGES ET INCONVÉNIENTS.

Toutes les voies de pénétration ont été utilisées pour l'administration du mercure ou de ses composés, dans le traitement de la syphilis : la peau, le poumon, l'estomac, le tissu sous-cutané, le système veineux lui-même. A ces diverses voies correspondent des méthodes différentes. La voie cutanée a pour elle les frictions, la balnéation, les emplâtres et les

fumigations mercurielles; à la voie pulmonaire, autrefois fort
en honneur avec le vieux procédé des fumigations, répond
une méthode nouvelle dont l'originalité n'est pas la moindre
vertu, celle des flanelles mercurielles. La méthode par ingestion utilise la voie digestive; enfin les voies hypodermique et
sanguine ont pour tributaires, chacune respectivement, les
méthodes des injections sous-cutanées et intraveineuses.
Dans l'étude de ces nombreuses méthodes, nous nous étendrons
sur celles qui sont universellement admises et auxquelles le
praticien devra surtout avoir recours; nous serons au contraire
d'une brièveté voulue à l'égard des autres (balnéation, emplâtres, fumigations, flanelles mercurielles, injections intraveineuses) qui ne constituent que de simples procédés de
mercurialisation plus capables de rendre des services en tant
que traitement local que comme mode de traitement général,
si l'on en excepte pourtant les injections intraveineuses encore
peu en usage dans la thérapeutique de la syphilis, en France
du moins.

1. — MÉTHODE DES FRICTIONS MERCURIELLES.

La méthode des frictions mercurielles est, avec celle des fumigations, la plus ancienne de toutes. Elle nous est parvenue
à travers quatre siècles, mais non sans subir des modifications
considérables, qui nous l'ont transmise pour ainsi dire complètement défigurée. Elle constituait autrefois, en effet, un
véritable supplice. Le patient était d'abord soumis à la *préparation*. Elle consistait en saignées répétées avec la diète presque
absolue et les inévitables lavements comme auxiliaires. On sé-
questrait ensuite le malade dans une chambre chauffée à une
température d'étuve, puis, devant un feu flambant, on le frot-
tait à tour de bras, avec des onguents plus ou moins parfumés
où le mercure s'associait aux produits les plus divers. Ce
traitement, qui ne laissait point que d'être énergique — et
comment en eût-il été autrement? — durait quatre à cinq semaines environ et déterminait chez les malades une salivation
extraordinairement profuse — sans compter les autres accidents — dont l'abondance même était regardée par les médecins de l'époque comme un symptôme des plus salutaires.
Il fallait une robuste constitution pour sortir vivant de toutes
ces tortures, et les vérolés qui les avaient subies sans trop

de dommages pouvaient se dire vigoureusement trempés.

De nos jours, le procédé des frictions s'est dépouillé de tout son cortège antique : les saignées, la diète, la séquestration, tout cela a complètement disparu, sauf peut-être en Russie et dans les pays germaniques où l'on garde encore à la chambre et où l'on soumet souvent à des sudations répétées les malades confiés à ce mode de traitement.

En quoi consiste donc la méthode actuelle ?

Tout simplement en une ou plusieurs séries de frictions faites sur la peau, avec de l'onguent mercuriel double ou onguent napolitain du Codex :

℞ Mercure métallique.......... } ãã parties égales.
　Axonge benzoïnée .... }

(les pommades au calomel, les savons mercuriels, etc., qu'on a tenté de lui substituer n'ayant pas fait fortune), et pour lesquelles les règles suivantes nous paraissent les meilleures à suivre :

1° *Quelle dose de pommade employer?*

Elle varie évidemment selon l'âge, le sexe du malade et les indications à remplir. La dose sera moindre chez l'enfant et chez la femme ; pour un adulte mâle, de constitution ordinaire, elle est de 4 grammes en moyenne, mais elle est souvent plus forte et portée à 6, 8 et 12 grammes, quand il s'agit d'accidents spécifiques graves. Dans les stations thermales d'eaux sulfureuses (Aix-la-Chapelle, Uriage, etc.), les doses sont aussi beaucoup plus élevées. C'est un fait remarquable, en effet, de voir combien ces eaux exagèrent la tolérance de l'organisme pour le mercure (1).

Chaque dose prescrite doit toujours être déterminée par la *pesée.* On prescrira par exemple :

℞ Onguent mercuriel double......... 30 grammes.

(1) D'après le Dr Cathelineau (*Archives de médecine*, 1894), cette tolérance ne serait que factice et les quantités d'onguent mercuriel (10-15 grammes) si bien supportées par les malades seraient réduites à peu de chose, l'hydrogène sulfuré des eaux transformant, à la surface de la peau, la plus grande partie du mercure métallique en sulfure noir d'hydrargyre parfaitement inabsorbable.

à diviser en sept cartouches. Chaque cartouche contient 4 grammes d'onguent, les 2 grammes de surplus représentent à peu près la perte due à la préparation des cartouches.

2° Quand doit être faite la friction?

S'il s'agit d'un enfant ou d'un malade alité, la friction peut être faite à un moment quelconque de la journée ; au contraire, si le patient vaque à ses occupations, il lui sera plus commode de réserver sa friction pour le soir, avant le coucher.

3° Où doit-elle être faite?

Partout, pourvu toutefois qu'on ait soin d'*éviter les régions velues* (pubis, aisselle, etc.), où l'absorption serait trop rapide, et de *varier à chaque fois* le siège des frictions, pour prévenir l'irritation des téguments. Les surfaces à préférer sont les parties latérales du thorax et de l'abdomen, la face interne des cuisses et des bras, les jarrets, les plis du coude, etc. On peut également faire la friction sur le dos, quand le malade est alité et traité par une tierce personne.

4° Comment procéder à la friction?

On doit étendre par petites quantités la dose d'onguent à employer, sur la région choisie, et frotter jusqu'à « siccité », c'est-à-dire jusqu'à ce que la main qui frotte éprouve une sensation de rudesse. Celle-ci ne se produit guère qu'au bout de dix minutes pour une dose moyenne d'onguent (4 à 5 grammes). Lorsque la friction est confiée à une personne de l'entourage, cette dernière fera bien de se protéger contre l'absorption de mercure (par un gant de peau ou de caoutchouc).

5° Soins à prendre après la friction :

Recouvrir la région frictionnée, soit d'une couche d'ouate, soit d'un linge de toile imbibé d'eau tiède, et placer par-dessus un morceau de taffetas gommé. Le tout sera maintenu, suivant la région, par une bande, un bas ou un caleçon, et restera en place toute la nuit ou huit à dix heures. Le lendemain matin, le pansement sera enlevé, la peau savonnée et lavée à l'eau tiède, essuyée, puis largement saupoudrée avec de l'amidon, du talc ou de l'oxyde de zinc. On prescrira en outre deux grands bains par semaine. Ces précautions ont pour but d'empêcher l'irritation des régions frottées (hydrargyrie).

La méthode des frictions a pour elle, en première ligne, de ne demander *aucun outillage spécial*; de plus, le produit pharmaceutique employé se trouve dans la plus modeste officine : il n'exige aucune préparation. A cet avantage, qui n'est déjà pas à dédaigner, elle en joint d'autres d'une importance autrement grande. Elle constitue d'abord un mode de traitement manifestement des *plus actifs*, doué des plus énergiques effets thérapeutiques et capable d'influencer d'heureuse façon les lésions les plus rebelles aux divers procédés. Ensuite elle *ménage complètement* les voies digestives, permettant ainsi l'administration par la bouche d'autres médicaments (iodure, toniques) et respectant les fonctions de l'estomac et de l'intestin, avantages inappréciables lorsqu'on a à traiter des malades dont l'appétit et la tolérance stomacale sont réduits à leur plus simple expression ou des nouveau-nés dont l'intégrité du tube digestif est une condition *sine qua non* de l'existence.

Malheureusement, ces avantages sont tempérés par un certain nombre d'inconvénients, voire même d'accidents sérieux.

Tout d'abord, les frictions constituent un traitement : 1° *fastidieux*, absorbant puisqu'il demande au malade une perte de temps de une heure au moins chaque jour ; 2° *sale* et fatigant, qui lasse le patient, le dégoûte rapidement et finit quelquefois par lui enlever jusqu'à la bonne volonté de se traiter ; 3° *compromettant*, affichant, car il tache le linge et livre le secret de la maladie aux personnes mêmes à qui l'on voudrait la cacher.

Ensuite, et sans leur faire un grief spécial des accidents que comporte tout traitement mercuriel, on ne peut nier qu'elles exposent plus qu'aucun autre à deux d'entre eux : l'hydrargyrie et surtout la stomatite.

L'hydrargyrie due aux frictions peut affecter le type intense que nous avons signalé au chapitre précédent et sur la gravité duquel nous ne reviendrons pas ; mais le plus souvent elle ne se traduit que par une dermite plus ou moins localisée à la région frictionnée. Revêtant l'aspect tantôt *érythémateux* pur, tantôt *eczémateux*, elle comporte, en somme, un pronostic bénin, puisque quelques bains émollients en viennent d'habitude rapidement à bout. Cependant, elle peut, par sa répétition même, devenir un véritable ennui, exigeant quelquefois la suppression définitive de ce mode de traitement.

La *stomatite* est un accident beaucoup plus sérieux. Elle est, comme le dit M. le professeur Fournier, « la pierre d'achoppement » de la méthode. Outre qu'elle se produit plus fréquemment avec elle qu'avec toute autre, elle présente encore ici les caractères suivants singulièrement aggravants :

A. Elle apparaît ordinairement *sans prodromes*, du jour au lendemain.

B. Elle est d'emblée généralisée ou tout au moins *étendue* à une grande portion de la muqueuse buccale.

C. Elle prend dès son apparition une *intensité* inaccoutumée, constituant ainsi, presque à son début, la forme moyenne ou même la forme grave de la stomatite.

D. Elle se produit *sans qu'on puisse la prévenir* de façon certaine, quelle que soit la surveillance exercée par le médecin sur la bouche du malade.

Outre l'hydrargyrie et la stomatite, les frictions peuvent encore, mais dans un nombre de cas plus restreint, déterminer de la *diarrhée* et, chez certains individus, une sorte de fatigue musculaire que le professeur Fournier désigne sous le nom de *courbature mercurielle*.

Enfin, les frictions *ne constituent pas une méthode douée d'une exactitude rigoureuse* ; aussi « leur rendement utile » vis-à-vis de cas à peu près identiques est-il très inégal ; leurs effets, tantôt très marqués, sont tantôt nuls ou incomplets. Si on peut dire, à la décharge de la méthode, que cette inégalité tient pour une grande part à la manière dont les frictions sont faites, il n'en est pas moins vrai qu'au point de vue pratique le reproche reste entier et d'une importance considérable.

2. — MÉTHODES CUTANÉES ACCESSOIRES : EMPLATRES, FUMIGATIONS, ETC.

Ces méthodes sont passibles de reproches communs, tels que : action en général peu intense ou mal réglée, dosage impossible ou fort difficile, etc., qui, joints à certaines difficultés pratiques et individuelles, n'ont pas permis de les ériger en véritables méthodes de traitement.

1° EMPLATRES MERCURIELS. — Proposée par le Dr Quinquaud (1890), cette méthode consiste à appliquer sur la peau, préalablement savonnée et lavée, un *emplâtre au calomel* de dimensions variables (1 décimètre carré en moyenne) qu'on laisse en place jusqu'à épuisement (huit à dix jours) et qu'on remplace par un ou plusieurs autres jusqu'à effet produit.

L'emplâtre du Dr Quinquaud a la formule suivante :

    ℞ Emplâtre diachylon.............. 3 000 grammes.
       Calomel à la vapeur.............. 1 000   —
       Huile de ricin   300   —

Comme l'emplâtre célèbre de Vigo, il peut servir au traitement local de certaines syphilides (Voy. *Traitement local*).

2° BALNÉATION MERCURIELLE. — Elle a joui, il y a un certain nombre d'années, d'une grande vogue dans le traitement de la syphilis, infantile surtout; elle est, depuis, tombée en discrédit, et à juste titre. Le traitement par ce procédé comprend l'administration, dans une baignoire émaillée ou en bois, d'une série de bains tièdes tenant en solution une quantité variable (de 1 à 60 grammes et plus) de bichlorure d'hydrargyre associé au chlorhydrate d'ammoniaque.

On pourrait prescrire par exemple :

    1° ℞ Bichlorure d'hydrargyre.......... ⎫ ãã 20 grammes.
          Chlorhydrate d'ammoniaque...... ⎭
          Eau distillée.....................,   200 grammes.

à mélanger dans 300 litres d'eau (grand bain pour adulte).

    2° ℞ Bichlorure d'hydrargyre.......... ⎫ ãã 1 gramme.
          Chlorhydrate d'ammoniaque....... ⎭
          Eau...............................   Q. S.

pour 10 litres d'eau (bain pour enfant).

Les effets de la balnéation mercurielle, nuls ou peu s'en faut, quand la surface cutanée est indemne, peuvent s'exagérer jusqu'à déterminer des accidents fort graves d'hydrargyrisme quand les téguments sont fissurés, excoriés ou ulcérés.

3° FUMIGATIONS MERCURIELLES. — Autrefois, cette méthode associait les effets de l'absorption cutanée à ceux de l'inhalation pulmonaire; aussi les accidents mortels, au cours ou à la suite d'une séance de fumigations, n'étaient-ils pas chose rare. Vers la fin du siècle dernier, Lalouette (1776) transforma l'ancien procédé, par l'invention de sa boîte à fumigations qui supprimait l'inhalation des vapeurs mercurielles, en laissant libre la tête du patient. Tombée peu à peu en désuétude, du moins dans notre pays, la méthode des fumigations, malgré les tentatives de réhabilitation faites par le Dr Horteloup, n'a pas repris la place qu'elle tenait autrefois à côté des frictions.

Le procédé qu'on pourrait appeler récent consiste à faire évaporer au bain-marie une dose de 1 à 4 grammes de calomel à la vapeur, sous un siège supportant le malade. Celui-ci complètement entouré, le cou et la tête exceptés, de grandes couvertures traînant jusqu'à terre, reste soumis aux vapeurs mercurielles un temps variant de vingt à trente minutes ; il est reporté ensuite dans son lit, où il reste encore une heure environ, roulé dans les mêmes couvertures.

Ce procédé de traitement a, outre les défauts de demander du temps et de nécessiter une mise en œuvre et un certain outillage, celui-ci, plus grave, d'exposer le malade aux dangers de l'inhalation pour peu que les couvertures qui entourent le patient soient mal fixées autour du cou.

4° FLANELLES MERCURIELLES. — Imaginé par le Dr Merget (de Bordeaux) et fondé sur la propriété que possède le mercure de se volatiliser à la température ordinaire, ce procédé consiste à faire absorber au malade des vapeurs mercurielles à l'aide d'étoffes au préalable imprégnées de mercure métallique. On découpe un carré plus ou moins grand de l'étoffe ainsi préparée, on l'enferme dans un sac en toile et on dispose le tout, soit sous l'oreiller du malade, soit à son cou, sous ses vêtements.

L'absorption des vapeurs mercurielles par le poumon se ferait ainsi lentement et par petites quantités, sans provoquer d'accidents, et serait suivie, d'après le Dr Merget, d'effets thérapeutiques très satisfaisants. Le même auteur pense d'ailleurs que les frictions ordinaires avec l'onguent napolitain ne doivent leurs effets curatifs qu'à l'absorption du mercure par les voies respiratoires et non pas à l'absorption cutanée (1).

3. — MÉTHODES PAR INGESTION.

La méthode par ingestion consiste en l'administration par la voie buccale de préparations mercurielles, ordinairement sous la forme pilulaire, plus rarement en solutions ou en sirops.

Tous ou presque tous les sels de mercure, le mercure métallique (pilules de Sédillot, pilules bleues, pilules de Belloste, etc.), et jusqu'aux combinaisons les moins définies au point de vue

(1) Voy.: MERGET, Th. de Bordeaux, 1888.

chimique (peptonate, tannate, etc.), ont été tour à tour préconisés dans le traitement de la syphilis. Quoi qu'il en soit, la faveur du monde médical s'est limitée presque exclusivement à deux d'entre eux : le bichlorure et le protoiodure d'hydrargyre.

Le *bichlorure d'hydrargyre*, vulgairement désigné sous le nom de sublimé corrosif, est un sel cristallisable, blanc, très lourd, très soluble dans l'alcool et les solutions de chlorures alcalins, soluble dans quinze ou seize fois son poids d'eau à la température ordinaire. Il est la base de deux préparations célèbres qui sont restées dans la pratique courante : la liqueur de Van Swieten d'une part, les pilules de Dupuytren d'autre part.

La *liqueur de Van Swieten* française, inscrite au Codex, a pour formule :

> ℞ Bichlorure d'hydrargyre........... 1 gramme.
> Alcool à 90°..................... 100 grammes.
> Eau distillée .... Q. S.

Pour faire un litre.

Une cuillerée à soupe de cette solution contient environ *15 milligrammes de sel mercuriel*.

Douée d'une saveur métallique extrèmement désagréable, cette préparation, qui est de plus très irritante pour l'estomac, ne saurait s'administrer à l'état de pureté. On la dilue d'habitude dans une quantité assez grande, un verre pour une cuillerée à bouche, soit d'un véhicule composé d'eau édulcorée ou aiguisée d'une infusion de menthe ou de mélisse, soit de lait.

Les *pilules de Dupuytren*, également inscrites au Codex, ont la composition suivante :

> ℞ Bichlorure d'hydrargyre.................. 0^{gr},01
> Extrait d'opium....................... 0^{gr},02
> Extrait de gaïac .... 0^{gr},04

Pour une pilule.

On ne voit pas dans cette formule l'utilité du gaïac dont la suppression s'impose. Quant à l'opium, sa présence se justifie par l'action caustique et irritante du sublimé sur la muqueuse stomacale. Mais la dose de 2 centigrammes par pilule est évidemment exagérée et elle peut être même la source d'inconvénients appréciables (constipation), quand les pilules sont, ce qui est la règle, données au nombre de 2, 3 et même 4 dans les vingt-quatre heures. Aussi est-il préférable de modifier ainsi la formule précédente :

> ♃ Bichlorure d'hydrargyre .... 0^{gr},01
> Extrait thébaïque........................ 0^{gr},01
> Excipient........................ Q. S.

Pour une pilule.

Dupuytren d'ailleurs, d'après Diday qui fut son élève, n'avait introduit dans ses pilules qu'une dose d'opium encore bien moins forte, puisqu'elles ne contenaient chacune que 3 milligr. 1/2 d'extrait thébaïque environ (exactement 0^{gr},0033).

Le *protoiodure de mercure*, que Biett le premier prescrivit, a dû sa fortune à Ricord dont les pilules sont restées fameuses. C'est un sel jaune verdâtre, s'altérant à la lumière, insoluble dans l'eau et dans l'alcool.

Les *pilules de Ricord* ont la composition suivante :

> ♃ Protoiodure d'hydrargyre .... 3 grammes.
> Extrait thébaïque.................. 1 gramme.
> Thridace.......................... 3 grammes.
> Conserve de roses .... 6 —

Pour 60 pilules, dont chacune contient *5 centigrammes* de sel mercuriel et 16 milligrammes d'extrait thébaïque.

On peut répéter ici pour la thridace ce que nous avons dit plus haut du gaïac. De même, la quantité d'extrait thébaïque — introduit dans la formule pour combattre les effets intestinaux du protoiodure — peut être réduite à 1 centigramme par pilule. La formule de Ricord peut donc avantageusement être modifiée comme il suit :

> ♃ Protoiodure d'hydrargyre .... 0^{gr},05
> Extrait thébaïque........................ 0^{gr},01
> Excipient........................ Q. S.

Pour une pilule.

Il est d'une importance capitale, qu'il s'agisse de sublimé, de protoiodure ou de tout autre composé, de prescrire toujours des pilules de *consistance molle*. Il est facile de leur assurer cette consistance par l'addition d'une petite quantité

de glycérine. Des pilules vieilles et dures traversent en effet
le tube digestif d'un bout à l'autre, sans être attaquées par les
liquides et sucs gastro-intestinaux ; on conçoit dès lors que
l'absence de résultats thérapeutiques puisse causer au malade,
de même qu'au médecin, une surprise préjudiciable à tous
deux.

1° DOSES ET ADMINISTRATION DU SUBLIMÉ ET DU PROTOIODURE. — La
dose moyenne de sel mercuriel à administrer *pro die* peut être
approximativement fixée à :

1° Pour le sublimé : 3 centigrammes chez l'homme, c'est-
à-dire 3 pilules de Dupuytren ou 2 cuillerées à soupe de liqueur
de Van Swieten ;

2 centigrammes chez la femme, soit 2 pilules ou 1 forte
cuillerée à soupe de liqueur.

2° Pour le protoiodure : 10 centigrammes chez l'homme,
soit 2 pilules de Ricord ;

5 à 7 centigrammes chez la femme, soit 1 pilule de Ricord
ou 1 pilule 1/2.

Si les doses précédentes sont d'habitude efficaces, c'est-à-dire
si, dans les cas ordinaires d'intensité faible ou moyenne, elles
produisent les effets attendus, il est loin d'en être toujours
ainsi. L'action thérapeutique du médicament est capable, en
effet, d'être influencée par des causes diverses parmi lesquelles
les deux principales sont : 1° *la gravité ou la résistance de l'accident à combattre* ; 2° *la tolérance du malade.*

Il est évident qu'il n'y a pas de parité à établir entre une
roséole par exemple et une syphilide palmaire psoriasiforme
et qu'il est nécessaire de prescrire des doses de mercure très
supérieures contre cette dernière manifestation. De même pour
un même accident, il est souvent besoin chez tel individu de
4 à 5 pilules de Dupuytren, alors que chez tel autre 2 ou
3 pilules suffisent pour produire le résultat cherché.

Quant au moment du jour où les pilules doivent être prises,
il varie avec les convenances et les facilités de chacun. Mais,
il y a toujours avantage à les prescrire au moment des repas,
soit immédiatement avant, soit même pendant, pour peu que
le malade ait l'estomac délicat. Il est également utile, pour
éviter toute intolérance gastro-intestinale, d'espacer les doses
et quelquefois même de les fractionner, si petites soient-elles.
S'il s'agit d'une femme, par exemple, on pourra, au lieu de lui
prescrire une pilule de protoiodure au repas du soir, lui en

faire prendre une moitié au petit déjeuner du matin, et l'autre moitié au dîner.

2° DU CHOIX ENTRE LE SUBLIMÉ ET LE PROTOIODURE. — De ces deux composés, le sublimé et le protoiodure, en est-il un qui doive céder le pas à l'autre? C'est là une question difficile à résoudre et dans laquelle il faut se garder des vues théoriques. Certains syphiligraphes en effet, et non des moins éminents, ont, en se basant presque uniquement sur l'insolubilité du protoiodure, cru devoir accorder au bichlorure, sel soluble, une place prépondérante. C'est là, à notre humble avis, une exécution trop rapide du protoiodure et contre laquelle s'inscrivent les résultats thérapeutiques journellement constatés, qu'il possède à son actif. Mais voyons plutôt, par la comparaison de leurs effets physiologiques et curatifs, les qualités et les défauts qui militent pour ou contre l'emploi de l'un et de l'autre.

Le parallèle peut être basé sur les trois chefs suivants :

1° Action sur la bouche ou action ptyalique.

2° Action sur le tube digestif.

3° Effets curatifs.

1. *Action sur la bouche.* — Toute idiosyncrasie mise à part, il est reconnu que le protoiodure détermine plus facilement la stomatite que le sublimé. Tandis qu'il est très fréquent de voir des doses assez élevées de celui-ci laisser indemne la muqueuse gingivale de malades même peu soigneux dans leur hygiène buccale, il n'est pas rare, au contraire, de constater, après l'administration de doses moyennes de protoiodure, une certaine irritation gingivale (stomatite d'alarme), chez les individus qui ne se conforment point aux rigoureux moyens préventifs de la stomatite. Fait assez particulier, étant donné l'usage fréquent du tabac chez lui, l'homme est bien moins que la femme sujet à l'action ptyalique du protoiodure. La tolérance buccale vis-à-vis de ce dernier peut être évaluée approximativement :

Pour l'homme à 10 centigrammes *pro die.* 2 pilules.
Pour la femme à 7 — — 1 pilule 1/2.

toutes réserves faites pour les susceptibilités individuelles et pour les cas où l'état et les soins de la bouche laissent à désirer.

2. *Action sur le tube digestif.* — Le sublimé et le protoiodure sont capables de déterminer l'un et l'autre des troubles du côté du tube digestif. Mais tandis que le premier réagit sur l'estomac, le second porte son action sur l'intestin. Les troubles stomacaux dus à l'ingestion du bichlorure d'hydrargyre (liqueur ou pilules) n'apparaissent ordinairement qu'après deux ou trois semaines de traitement ou du moins ne sont marqués qu'au bout de ce temps. Ils consistent surtout en phénomènes douloureux, *crampes d'estomac*, pincements, tiraillements épigastriques pouvant s'accompagner de perte de l'appétit et des symptômes ordinaires de toute *dyspepsie*. La femme plus que l'homme éprouve cette action nocive. Des doses moyennes (2, 3 centigrammes) de bichlorure, un peu prolongées, suffisent à la provoquer.

Le protoiodure est, dans la presque unanimité des cas, fort bien toléré par l'estomac, pour lequel il constitue ce qu'on pourrait appeler un remède doux. Mais du côté de l'intestin, il manque rarement de provoquer, principalement au début de son administration, quelques *coliques* plus ou moins douloureuses et quelques *accès de diarrhée* légère. Ces accès passent d'habitude très vite ; et il est exceptionnel qu'on voie s'établir une diarrhée permanente nécessitant la suspension du médicament.

En général, la tolérance de l'intestin pour le protoiodure finit par s'établir au bout de peu de temps et, sauf quelques reprises de diarrhée éphémère, le remède peut être longtemps supporté. Il est rare au contraire que le sublimé puisse être continué au delà de trois semaines, ou un mois, sans déterminer des phénomènes dyspeptiques graves.

3. *Effets curatifs.* — C'est un chapitre difficile à trancher en faveur de l'un ou de l'autre. Chacun d'eux possède en effet à son actif des résultats marqués, que personne ne conteste ; chacun d'eux a pu avantageusement remplacer l'autre dans la cure de telle ou telle manifestation, et l'on peut dire que l'emploi de l'un ou de l'autre n'est souvent qu'affaire d'habitude. M. le professeur Fournier, tout en s'efforçant de tenir entre les deux la balance égale, prescrit de préférence cependant le protoiodure et particulièrement « dans les étapes jeunes » de la syphilis qui, d'après son expérience personnelle, seraient plus influencées par lui que par le sublimé. Celui-ci par contre aurait, à son avis, sa place mieux marquée dans les phases plus

avancées de la diathèse et s'associerait mieux aussi à l'iodure de potassium pour constituer le traitement mixte.

On peut conclure que ni le sublimé ni le protoiodure ne peuvent être systématiquement préférés l'un à l'autre et qu'avant d'ordonner l'un ou l'autre de ces composés, le praticien devra tenir compte de l'état de la bouche du malade, du fonctionnement de son tube digestif, de la phase de la maladie, et des traitements antérieurs par l'un ou par l'autre remède, s'il y en a eu.

4. — MÉTHODE DES INJECTIONS MERCURIELLES.

Cette méthode, qui a pris une importance de tout premier ordre et tend même, à l'heure actuelle, à supplanter les autres modes d'administration du mercure, se divise en deux méthodes secondaires : 1° la méthode des injections *solubles* ; 2° la méthode des injections *insolubles*.

La première consiste à introduire, *chaque jour*, sous la peau, une quantité variable, mais toujours petite ou moyenne, d'un sel mercuriel *en solution* le plus ordinairement aqueuse. C'est le traitement ordinaire, journalier, mais réalisé par une voie différente.

La seconde — au contraire, — encore appelée méthode des injections rares ou massives, — se distingue nettement de la première et des méthodes que nous avons passées en revue jusqu'ici. Elle consiste à introduire au sein des tissus, *à intervalles* plus ou moins éloignés, d'une semaine ordinairement, des doses, très supérieures à la moyenne, d'un composé hydrargyrique insoluble tenu *en suspension* dans un liquide huileux. Chaque dose constitue un *approvisionnement*, une réserve, qui, résorbée peu à peu à la suite de sa transformation lente en composé soluble, au contact des humeurs, tient l'individu sous l'influence continue du mercure.

Technique générale des injections mercurielles. — J'exposerai ici les règles de technique communes aux deux méthodes secondaires, me réservant de signaler, s'il y a lieu, en parlant des composés en usage, les règles spéciales à chacun d'eux.

Ces règles communes ont trait aux préparations employées; aux instruments, au choix de la région et à la manière de procéder à l'injection.

1. Préparations employées. — Il est de toute nécessité d'écarter des injections tout composé caustique ou trop irritant (tel que solution concentrée de sublimé par exemple), et de ne se servir que de préparations au préalable *stérilisées*. Cette stérilisation doit être minutieuse, surtout quand il s'agit de composés insolubles, déjà irritants par eux-mêmes. Rien n'est plus facile que de la réaliser, mais rien n'est plus difficile que de la maintenir. Aussi pour les injections insolubles est-il préférable de ne se servir comme récipients que d'ampoules ou de flacons stérilisés et scellés renfermant chacun une seule dose du produit utilisé. Quand il s'agit de solutions, on doit exiger leur limpidité. Si elles se troublent, on devra les filtrer et les porter de nouveau à l'ébullition ou même les rejeter.

2. Instruments. — Une seringue à injections hypodermiques et une aiguille longue de 4 à 5 centimètres (1) constituent tout l'outillage nécessaire.

La seringue ordinaire peut suffire, mais avec son piston de cuir elle n'est pas commode à aseptiser ; de plus, l'ébullition la détériore rapidement. Les seringues à piston de caoutchouc ont l'inconvénient d'être attaquées par les liquides huileux.

Il est donc en tous points préférable de se munir d'une seringue facilement démontable et stérilisable, à piston de verre ou d'amiante et qu'on stérilise, au moment de l'opération, en la faisant bouillir pendant huit à dix minutes.

Pour ma part, je me sers couramment de la seringue de Lüer tout en verre dont la stérilisation par le maintien en permanence dans une fiole d'alcool ou d'éther est particulièrement facile.

L'aiguille dont on se servira sera également stérilisée par l'ébullition si elle est en acier ; si elle est en platine iridié dont l'avantage est d'être inoxydable, mais dont l'inconvénient est de moins bien piquer que l'acier, elle sera flambée à la lampe à alcool.

On s'assurera toujours, avant de pratiquer l'injection, que l'aiguille est perméable et que la seringue fonctionne bien.

(1) Cette longueur de l'aiguille n'est pas absolument nécessaire quand on injecte des préparations très bien tolérées, comme le benzoate, le cyanure de mercure, la succinimide. Elle es de rigueur quand on se sert du calomel, de l'huile grise, du sublimé, etc.

3. CHOIX DE LA RÉGION. — Un grand nombre de points ont été préconisés pour faire les piqûres, mais trois d'entre eux sont particulièrement recommandables :

1° Les *gouttières rachidiennes*, au niveau de la région dorso-lombaire (ensellure lombaire) ;

2° La *fossette rétrotrochantérienne* (point de Smirnoff) ;

3° La *région fessière*, au niveau du point de Galliot, déterminé par l'intersection de deux lignes conventionnelles : l'une horizontale passant à deux travers de doigt au-dessus du grand trochanter; l'autre, verticale, séparant le tiers interne de la fesse de ses deux tiers externes. C'est cette dernière région qui est le plus ordinairement choisie.

Le point à injecter étant déterminé, on lave la peau à la brosse et au savon, puis à l'alcool et enfin à la liqueur de Van Swieten pour assurer son asepsie.

Ces précautions, souvent négligées en ville, où l'on se contente de frotter la peau avec un linge imbibé d'eau de Cologne, n'en sont pas moins recommandables — quelle que soit la rareté des abcès.

4. MANIÈRE DE FAIRE L'INJECTION. — Le malade étant couché sur le dos ou sur le côté, on enfonce d'un seul coup et de toute sa longueur profondément, *en plein muscle* et non pas dans l'hypoderme, l'aiguille munie de la seringue vide et non armée. On fait glisser ensuite le piston, comme pour aspirer; s'il vient du sang dans le corps de pompe, c'est qu'on a pénétré dans un vaisseau ; il faut alors, et principalement s'il s'agit d'un composé insoluble ou huileux, retirer l'aiguille et recommencer la piqûre dans un autre point; s'il ne vient pas de sang, on retire la seringue seule, on la remplit de la quantité voulue de liquide à injecter; on chasse la bulle d'air, on la fixe de nouveau sur l'aiguille et le piston est lentement poussé jusqu'à ce que le liquide ait totalement disparu. C'est ce qu'on appelle la piqûre en deux temps.

Une fois l'injection faite, on retire d'abord la seringue, puis l'aiguille rapidement et d'un seul coup, en pinçant légèrement la peau autour d'elle, et en obturant son orifice avec le doigt afin d'éviter la dissémination, dans tout le trajet de la piqûre, de la substance injectée.

On peut, mais cela n'est pas bien utile, appliquer une petite couche de collodion ou un carré de taffetas gommé sur le point piqué. Quelques auteurs conseillent aussi de faire suivre l'injection d'un léger massage de la région : à notre avis, cette pratique est non seulement inutile, mais encore mauvaise, car elle est capable de faire refluer dans le tissu cellulaire sous-cutané une partie de l'injection ; il peut s'ensuivre des phénomènes inflammatoires plus ou moins prononcés, avec douleurs et nodosités.

Une bonne précaution enfin consiste à *espacer les piqûres* faites sur une même région et à *changer de côté* à chaque fois, au moins dans le cas d'injections insolubles.

A. Injections solubles. — Il serait superflu de rapporter ici les formules et même les noms de tous les composés qui ont été préconisés pour ce genre d'injections.

Nous citerons seulement ceux qui sont restés dans la pratique courante, c'est-à-dire le *sublimé*, le *peptonate de mercure*, la *succinimide d'hydrargyre*, le *cyanure*, le *benzoate*, l'*huile biiodurée*.

1. Sublimé. — Une formule qui peut être employée est la suivante :

> ℞ Bichlorure d'hydrargyre............... 0^{gr},10
> Chlorure de sodium pur............... 1 gramme.
> Eau distillée........................ Q. S.
> Pour 10 centimètres cubes.

par seringue de Pravaz ; cette solution contient 1 centigramme de sublimé.

La dose moyenne est de 1/2 à 1 seringue.

2. Peptonate de mercure. — La solution employée est celle de Delpech (peptone mercurique ammonique), dont le véhicule est formé d'eau et de glycérine, et l'agent actif d'un mélange ou d'une combinaison de sublimé et de chlorure d'ammonium.

Par centimètre cube, cette solution renferme environ *1 centigramme de bichlorure de mercure* et la dose quotidienne à injecter est de 1 à 2 centigrammes de sel, en moyenne.

3. Succinimide d'hydrargyre. — Il convient de n'employer que la succinimide obtenue en faisant réagir le gaz ammoniac pur et sec sur l'anhydride succinique ; celle qui est préparée par la distillation seule du succinate d'ammoniaque est mal supportée.

La solution employée est de *0^{gr},20 pour 100 centimètres cubes d'eau distillée*, ce qui donne 2 *milligrammes* de sel par centimètre cube. La dose ordinaire est de 2 à 5 milligrammes par jour.

4. Cyanure de mercure. — On peut employer la formule suivante :

> ♃ Cyanure de mercure..... .... 0^{gr},20
> Eau distillée bouillie .... 20 grammes.

Une seringue de Pravaz contient *1 centigramme* de sel. La dose à injecter *pro die* est de 1 à 2 centimètres cubes (soit 0^{gr},02).

5. Benzoate de mercure. — C'est à Stoukovenkoff (de Kiew) que l'on doit l'introduction de cette préparation dans la thérapeutique de la syphilis. J'emploie la formule suivante, qui est celle de Stoukovenkoff modifiée, et dans laquelle le benzoate est rendu soluble par l'adjonction de chlorure de sodium :

> ♃ Benzoate de mercure.................... 0^{gr},30
> Chlorure de sodium pur.................. 0^{gr},30
> Chlorhydrate de cocaïne...... .... 0^{gr},15
> Eau distillée bouillie.................... Q. S.

Pour 40 centimètres cubes.

Elle renferme environ 1 centigramme de sel mercuriel par centimètre cube. Cette solution doit toujours être employée très fraîche.

Se basant sur ce fait qu'en présence du chlorure de sodium et de l'eau, le benzoate de mercure donne naissance à du benzoate de soude et à du chlorure mercurique et que par conséquent le liquide à injecter de la formule précédente n'est qu'un mélange de benzoates et de chlorures de sodium et de mercure, M. Bretonneau a proposé de remplacer l'action dissolvante du sel marin par celle du benzoate d'ammoniaque *neutre* et a établi la formule suivante :

> ♃ Benzoate de mercure.................... 0^{gr},30
> Benzoate d'ammoniaque neutre.......... 1^{gr},50
> Eau distillée bouillie .... Q. S.

Pour 30 centimètres cubes.

dans laquelle une seringue de Pravaz contient exactement *1 centigramme* de mercure à l'état de benzoate.

C'est à elle que M. le Dr Gaucher donne la préférence. Le même auteur recommande en outre de ne point se servir de benzoate de mercure du commerce qui est le plus souvent impur, et de faire préparer *extemporanément* ce sel par le pharmacien, en traitant l'oxyde jaune d'hydrargyre purifié et en solution acide (acétique-azotique) par la benzoate de soude.

Quelle que soit la formule employée, la *dose* quotidienne à injecter est de *2 centigrammes de sel*, soit 2 centimètres cubes de la solution.

6. Huile biiodurée. — C'est une solution de biiodure de mercure dans l'huile d'olives stérilisée, qui a été préconisée, depuis plusieurs années déjà, par M. le professeur Panas, dans le traitement de la syphilis oculaire. La formule dont il se sert est celle-ci :

> ♃ Biiodure de mercure............... 40 centigr.
> Huile d'olives purifiée et stérilisée... 100 c. c.

Une seringue de Pravaz contient donc exactement *4 milligrammes* de biiodure ; et la dose quotidienne est, en moyenne, de 1 centimètre cube. Cette préparation est, en général, bien supportée par les tissus et ne cause que très peu de douleurs. Son principal défaut est d'être de fabrication délicate et de laisser déposer peu à peu le biiodure qu'elle contient. Pour qu'elle puisse se conserver un certain temps, en gardant le biiodure en solution parfaite, voici comment elle doit être préparée :

1er temps. — *Purification et stérilisation de l'huile :* Pour purifier l'huile, on commence par lui faire subir un lavage à l'alcool à 95°. On mélange les deux liquides dans la proportion de 1 d'alcool pour 3 d'huile, puis on les laisse quatre à cinq jours en contact, en agitant de temps en temps. Au bout de ce temps, on décante et on stérilise l'huile, en la portant à une température de 110° à 115°.

2e temps. — *Dissolution du biiodure :* On pèse 0gr,40 de biiodure, que l'on délaie dans un mortier flambé, avec une partie de l'huile stérilisée et *refroidie*, et on verse le tout dans un flacon stérilisé en même temps que l'huile. On rince son mortier avec quantité suffisante d'huile stérilisée et on complète 92 grammes (la densité de l'huile étant 0,919). Le flacon contenant huile et biiodure est remis à l'étuve : la dissolution se fait très vite et à une température moyenne (65° à 70°).

On peut mettre le biiodure directement dans l'huile stérilisée *refroidie à 65°-70°*, sans employer de mortier ; mais la dissolution est beaucoup plus lente, le biiodure s'agglomérant facilement en petites masses, qui se dissolvent d'autant plus lentement qu'elles sont plus grosses (1).

La solution est conservée dans un flacon de verre teinté et bouché à l'émeri.

7. Avantages et inconvénients des injections solubles. — La méthode des injections solubles constitue un excellent mode d'administration du mercure. Elle en exclut toute supercherie de la part du malade, avantage appréciable dans certaines circonstances, lors de traitement hospitalier; on peut lui reconnaître en outre les *qualités* suivantes:

1° *Elle ménage l'estomac* du malade.

2° Elle assure un *dosage exact du composé mercuriel administré*, plus exact qu'avec les frictions sur lesquelles elle a encore l'avantage de la propreté, et qu'avec les pilules dont un mode de préparation défectueux, une crise de diarrhée, peuvent réduire la dose absorbée à une quantité négligeable ou même nulle.

3° Elle possède enfin une *action curative manifeste, rapide*, bien supérieure à celle qu'on obtient avec les autres modes de mercurialisation, même avec des doses plus élevées.

Mais elle a aussi ses *inconvénients* et ses *accidents* qui sont:

1° *Ceux de tout traitement mercuriel*, c'est-à-dire la stomatite, les troubles intestinaux, l'hydrargyrie, etc. Il faut dire cependant, à la décharge de la méthode, que ces accidents sont extrêmement *rares*, quand on s'en tient aux doses que nous avons données, doses d'ailleurs suffisantes dans la grande majorité des cas.

2° *Possibilité d'abcès, de sphacèle, de lymphangite*, etc. Tous accidents dus à des fautes de technique (asepsie mal faite — injection trop superficielle, intradermique).

3° *Douleurs* qui sont de deux sortes: d'abord la douleur due à la piqûre qui n'est d'ailleurs que peu de choses et peut être évitée par l'emploi du chloréthyle, ensuite et surtout la douleur *médiate* apparaissant un temps variable après l'injection (une demi-heure — plusieurs heures — un jour) et que l'addition de cocaïne à la solution injectée ($0^{gr},01$ par centimètre cube) peut, dans quelques cas, atténuer. Cette douleur, qui est loin d'être constante, tient vraisemblablement à des causes

____

(1) Lafay.

multiples : nature de l'injection, disposition anatomique de la région, nervosisme de l'individu, etc.

4° Production de *nodules inflammatoires* du tissu cellulaire, variable aussi avec les injections, généralement de petit volume, le plus souvent peu ou pas douloureux ; quelquefois pourtant déterminant de l'hyperesthésie de la région, de la gêne dans la marche ou pour s'asseoir.

5° Enfin obligation pour le malade de subir *chaque jour* une *opération ennuyeuse*, sinon douloureuse, qui constitue, par sa répétition même, un traitement *coûteux*, *enchaînant*, et quelquefois affichant.

Il est vrai qu'on peut pallier à cet inconvénient en confiant le soin de la piqûre soit au malade lui-même, soit à une personne de l'entourage, et quelquefois en instituant un traitement mixte, c'est-à-dire en faisant une piqûre tous les deux ou trois jours seulement et en donnant, les jours intercalaires, du mercure par la bouche.

Mais ces conditions sont loin d'être toujours réalisables, et l'inconvénient des piqûres quotidiennes n'en subsiste pas moins, comme une des difficultés pratiques les plus sérieuses.

8. CHOIX DE L'INJECTION SOLUBLE. — Parmi les solutions précédentes, en est-il une à qui l'on doive donner la préférence ? C'est là une question difficile à résoudre ; j'essaierai cependant de le faire — en tenant compte et de l'activité thérapeutique du produit, et de la somme de ses inconvénients.

Le *sublimé* est une préparation très active, et qu'on peut avoir aisément à sa disposition, mais il a le grave défaut d'être assez douloureux et de laisser à sa suite des nodosités assez persistantes ; quelquefois aussi on observe, au bout de cinq à six injections quotidiennes, une salivation qui nécessite la suppression des piqûres ou au moins leur espacement.

Le *peptonate* possède les mêmes qualités et les mêmes défauts, mais il a en plus le tort d'être un composé non chimiquement défini, et par conséquent de n'être pas comparable à lui-même en toutes circonstances.

Le *cyanure de mercure*, actif aussi et d'ordinaire assez bien toléré par les tissus, expose, déjà à la dose de 1 centigramme *pro die* continuée pendant quelques jours, à des réactions intestinales, telles que coliques et diarrhée, quelquefois fort pénibles.

La *succinimide* serait, au dire des Drs Jullien et Arnaud, dépourvue de toute espèce d'inconvénients locaux et généraux, mais elle paraît avoir une action curative fort peu énergique.

Restent l'*huile biiodurée* et le *benzoate de mercure* auxquels je n'hésite pas à donner la préférence parce que ces deux préparations m'ont paru — d'après l'expérience d'autrui et la mienne — allier à une activité à peu près comparable à celle du sublimé et du peptonate, une tolérance très marquée de la part des tissus et de l'organisme (peu de nodosités, peu de douleurs, et pas de stomatite). L'huile biiodurée a contre elle sa fabrication délicate et sa conservation difficile; aussi le *benzoate me paraît-il constituer l'injection de choix*, et c'est lui que j'emploie ordinairement. Tant à l'hôpital qu'en ville, j'ai fait usage des deux formules citées plus haut. Les résultats thérapeutiques ont été identiques avec l'une et avec l'autre, mais, les malades ayant presque toujours accusé plus de douleurs avec celle de Bretonneau (form. n° 2) qu'avec celle de *Stoukovenkoff modifiée* (form. n° 1), *c'est cette dernière que je recommanderai.*

B. **Injections insolubles.** — Les sels ou préparations insolubles autour desquelles la faveur des syphiligraphes paraît s'être exclusivement concentrée peuvent se réduire à trois: le calomel, — l'huile grise, — le salicylate de mercure.

1. Calomel. — Le calomel est resté au premier rang de la méthode. Injecté d'abord à doses véritablement exagérées, comparativement à celles dont on use aujourd'hui, il a donné lieu, à côté de résultats magnifiques, à de sévères mécomptes qui ont amené à en faire un emploi plus judicieux.

La formule la plus recommandable pour ces injections est celle-ci :

> ℞ Calomel à la vapeur...................... ... 0ᵍʳ,50
> Huile de vaseline pure (1)............... ... Q. S.

Pour 10 centimètres cubes.

Un centimètre cube de cette préparation renferme *5 centigrammes de calomel*. Le calomel dont on se sert pour les injections doit être au préalable porphyrisé, puis lavé à l'alcool bouillant et séché à l'étuve.

(1) L'huile de vaseline, ordinairement indiquée dans ces injections comme préférable à l'huile d'olives, m'a toujours paru au contraire moins bien supportée que cette dernière.

La dose ordinaire à injecter est de 1 centimètre cube (0^{gr},05) tous les huit jours en moyenne. Les précautions relatées à la technique des injections sont ici de toute rigueur et il faut en outre avoir soin, avant de remplir la seringue, de bien mélanger, par une agitation prolongée, le calomel à l'huile de vaseline.

2. HUILE GRISE. — Cette préparation, imaginée par Lang (de Vienne), consiste en mercure métallique à l'état de division parfaite en suspension dans un corps gras liquide.

La formule première de Lang a été modifiée. Comme cette préparation n'est injectée que par très petites quantités à la fois, *il est de toute nécessité d'avoir recours à une huile grise dont la teneur en mercure est exactement dosée.* Pour ma part, je fais usage de la formule suivante :

℞ Mercure purifié .... 20 grammes.
   Vaseline............................. 10   —
   Huile de vaseline................... 20   —

qui renferme exactement 40 p. 100 de mercure ou 0^{gr},40 de mercure pour un gramme d'huile grise, ou encore *0^{gr},50 de mercure pour 1 centimètre cube d'huile,* puisque ce centimètre cube pèse 1^{gr},25.

La *dose* moyenne active varie *entre 5 et 12 centigrammes de métal,* c'est-à-dire entre *II et V gouttes de cette huile grise, la goutte étant considérée ici comme un vingtième de centimètre cube* ou seringue de Pravaz, et non pas comme une goutte réelle du compte-gouttes exactement calibré. Il importe de bien préciser ce point, car la différence est très appréciable entre une goutte d'huile grise (de la formule précédente) mesurée au compte-gouttes étalon, et un vingtième de seringue ou goutte à injecter. En effet, tandis que cette dernière renferme 0^{gr},025 de Hg, l'autre n'en contient que 0^{gr},009, car 1 centimètre cube d'huile grise = 56 gouttes = 0^{gr},50 de Hg.

En résumé, il faut injecter 2, 3 ou 4, même 5 (rarement et jamais d'emblée) divisions de la seringue hypodermique ordinaire qui équivalent à 5, 7 1/2 ou 12,5 centigrammes de mercure métallique d'après la formule que j'ai citée.

Il existe une formule d'huile grise due à M. Vigier, et que j'ai moi-même citée (1), qui contient aussi 40 p, 100 de mer-

(1) Édition française de l'*Atlas manuel de la syphilis et des maladies vénériennes* du professeur MRACEK.

cure, mais à laquelle ne peut s'appliquer le dosage que j'ai donné plus haut. En effet, MM. les Drs Barthélemy et Le Pileur, qui emploient couramment l'huile grise de Vigier, considèrent que III gouttes et demie de cette préparation correspondent à 7 centigrammes de mercure, ce qui donne pour une goutte (c'est-à-dire pour 1/20 de centimètre cube) 2 centigrammes de métal. La différence de dosage entre les deux préparations est donc loin d'être négligeable, puisqu'elle atteint un demi-centigramme par goutte (1).

3. SALICYLATE DE MERCURE. — Ce sel, dont le professeur Tarnowski a fait une quantité considérable d'injections, est encore la préparation favorite de M. le Dr Hallopeau. Sa formule est la suivante :

℞ Salicylate de mercure.............. 4 grammes.
Huile de vaseline.................. 30   —

Un centimètre cube représente 13 centigrammes de sel, environ. On injecte, deux fois par semaine, une demi-seringue, soit 6 centigrammes et demi.

Avant d'être incorporé à l'huile de vaseline, le salicylate est porphyrisé, lavé à l'alcool bouillant et séché à l'étuve.

Avantages et inconvénients propres à la méthode et aux composés. — 1. AVANTAGES ET INCONVÉNIENTS GÉNÉRAUX DE LA MÉTHODE. — Le gros avantage de la méthode, c'est la *rareté des injections* ou plutôt la possibilité de réaliser une action thérapeutique indéniable, quoique d'intensité variable avec la préparation employée, à l'aide d'un traitement commode, peu coûteux, non enchaînant ni pour le malade, ni pour le médecin.

A côté de cet avantage, deux catégories d'inconvénients :

1. Inconvénients de dose et d'absorption ;

2. Inconvénients de nature.

Ceux de la première catégorie sont dus, à la fois, à la forte dose de sel mercuriel injectée d'un seul coup, et à l'état insoluble de ce même composé. On peut les ranger sous les quatre chefs suivants :

A. Impossibilité d'apprécier la quantité de sel mercuriel qui

______

(1) Pour administrer cette préparation, on peut se servir d'une seringue de 1 centimètre cube dont les vingt divisions sont bien marquées, ou utiliser l'excellente seringue que Barthélemy a fait construire à cet effet.

sera absorbée, et la rapidité de l'absorption, rapidité très variable selon les individus.

B. Impossibilité ou tout au moins très grande difficulté de pronostiquer la tolérance générale du malade, et la résistance de ses divers organes en face de ce traitement intensif.

C. Difficulté non moins grande de savoir comment se comportera la bouche du malade soumis à une injection massive, surtout s'il existe en cette région, à la langue par exemple, des accidents ulcéreux, tels des gommes. M. le professeur Fournier a maintes fois insisté en effet sur l'intolérance aux préparations mercurielles que présente une bouche ainsi affectée.

D. Enfin, impossibilité de supprimer en cas d'urgence les effets du mercure, s'il survient par exemple des accidents d'hydrargyrisme.

Il est bon toutefois de dire que les accidents très graves, et quelquefois suivis de mort (stomatite phlegmoneuse, hydrargyrisme aigu avec vomissements, diarrhée sanguinolente, collapsus, etc.) qui ont été signalés comme complications possibles des injections insolubles, remontent tous à l'époque où les doses injectées étaient véritablement massives. Aujourd'hui, en s'en tenant aux doses modérées et néanmoins suffisantes, qui sont devenues classiques ($0^{gr},05$ de calomel, par exemple, de huit en huit jours), de pareils accidents ne sauraient être redoutés, à moins qu'on ait affaire à des sujets débilités, cachectiques ou atteints d'une tare viscérale (rénale, hépatique) grave.

Les inconvénients de la deuxième catégorie, que j'ai appelés inconvénients de nature parce qu'ils dépendent de l'état dans lequel se trouve la matière injectée (poudre ou mercure divisé en suspension dans un corps gras) sont :

Les phénomènes douloureux tardifs ou *médiats*.

Les phénomènes *inflammatoires non septiques*, et les *indurations* consécutives.

Les *embolies* cardio-pulmonaires.

J'exposerai, en parlant des inconvénients spéciaux aux composés, ce qu'il en est des phénomènes douloureux et inflammatoires. Quant aux embolies, elles doivent être considérées comme un accident rare. Elles ont été signalées surtout avec l'huile grise, ce qui est facilement compréhensible, étant donnée l'extrême division du mercure dans cette préparation, mais non exclusivement avec son emploi. Pour apprécier la valeur du reproche qu'on n'a pas manqué d'exagérer pour combattre

la méthode des injections insolubles, il faudrait savoir avec
quelle prudence les piqûres ont été faites dans ces cas mal-
heureux. En se conformant à la technique que j'ai énoncée
(injection en deux temps, piston poussé avec lenteur), on doit
se mettre à l'abri d'une aussi redoutable complication.

2. AVANTAGES ET INCONVÉNIENTS SPÉCIAUX AU CALOMEL, A L'HUILE
GRISE ET AU SALICYLATE. — 1° *Calomel.* — Les injections de calomel constituent un des plus puissants procédés de mercurialisation, et même, dans certains cas, une médication héroïque.
Elles joignent malheureusement à cet avantage des inconvénients sérieux, à savoir :

A. *La douleur.* — Presque constante, la douleur consécutive
aux injections de calomel débute du soir au surlendemain.
Son intensité est loin d'être toujours la même, et voici, d'après
la statistique de M. le professeur Fournier, les variations
qu'elle peut subir sous ce rapport :

Douleur insupportable, immobilisant le malade au lit.   3 p. 100.
Douleur très vive ou vive............................   18   —
Douleur moyenne, assez facilement tolérable.......   39   —
Douleur légère....................................   37   —
Aucune douleur....................................   3   —

En somme, 1 fois sur 4 ou 5 injections, il faut s'attendre à
des phénomènes douloureux qui constituent une véritable
complication. Mais chez un même individu, une première
injection peut être fort douloureuse alors qu'une deuxième
sera des mieux tolérées, et inversement.

Il faut dire, à ce propos, qu'on a essayé par divers moyens,
principalement en ajoutant au liquide à injecter des anesthésiques locaux, à annihiler l'élément douleur.

Le chlorhydrate de *cocaïne*, à la dose de 0^{gr},01 par centimètre cube, d'abord employé, n'a pas donné les résultats qu'on
pouvait en attendre. Plus récemment, M. le Dr Danlos a
proposé de remplacer la cocaïne par l'*orthoforme* dans les proportions de 0^{gr},08 par seringue. Cette innovation s'est montrée,
dans la suite, d'une inégalité extrême quant aux résultats
produits. En effet, si certains malades ont moins souffert,
d'autres n'ont éprouvé aucun soulagement ; il en est même
dont les douleurs ont été plus vives qu'avant l'emploi de
l'orthoforme. On ne saurait, en outre, passer sous silence que
ce produit nouveau est susceptible de déterminer des phéno-

mènes toxiques généraux graves se traduisant par des vomissements, des coliques, de l'hypothermie, etc.; son emploi ne peut donc en aucune façon être conseillé.

B. *La réaction inflammatoire locale.* — Elle est liée plus ou moins, mais non absolument, à la douleur. D'après la même statistique que précédemment, elle apparaît dans les proportions suivantes :

Très violente et simulant un phlegmon.	2,5 p. 100
Forte	14 —
Moyenne...........	45 —
Légère	38 —
Nulle.........	5 —

Cette réaction se résout ordinairement vers le quatrième ou le cinquième jour, tantôt sans laisser de traces, tantôt et plus souvent en donnant lieu à un *nodule d'empâtement*, plus ou moins douloureux et gênant.

Le meilleur traitement à appliquer à ces phénomènes inflammatoires ainsi qu'à la douleur qui leur est le plus souvent associée est, outre le repos au lit, l'application *loco dolenti* d'un large pansement humide à l'eau boriquée fraîche. Les grands bains prolongés peuvent rendre aussi de grands services dans le même cas.

Une bonne précaution enfin consiste, afin d'éviter autant que possible tout accident douloureux ou inflammatoire, à faire chaque injection de calomel le malade étant couché et ayant promis de garder le lit pendant quarante-huit heures.

C. *Abcès aseptiques.* — Signalés par M. Balzer, ces abcès, qui sont peu fréquents, paraissent dus à une faute opératoire en dehors de l'asepsie. Ils se produisent sans fièvre, avec peu de douleurs, et renferment un liquide de couleur brun-chocolat.

D. *Phénomènes toxiques.* — J'entends sous ce nom, non pas la stomatite ou la diarrhée qui sont, somme toute, rares, mais un ensemble de symptômes particuliers qu'il m'a été donné d'observer assez souvent, moins fréquemment il est vrai qu'avec l'huile grise, et sous le tableau suivant: Le soir du jour où l'injection a été faite, le malade présente une certaine agitation, un peu de fièvre ; il ressent un malaise général qui le tient éveillé la plus grande partie de la nuit. Le lendemain matin il se plaint de courbature et de douleurs articulaires plus ou moins généralisées, de perte d'appétit, de céphalalgie d'ailleurs très passagère et sans élévation de température. Sa langue est légèrement saburrale, très fréquemment on l'entend accuser un signe tout à fait particulier, *une douleur rétrosternale*, pseudo-angineuse, exagérée par les mouvements inspiratoires. Bref, on dirait une personne atteinte de *grippe*, et les malades eux-mêmes mettent tous ces symptômes sur le compte d'un coup de froid.

La durée de cette intoxication est très courte, deux ou trois jours au plus. Enfin, fait très intéressant et que j'ai maintes fois remarqué, il y a une véritable *corrélation inverse* entre les phénomènes douloureux accompagnant les piqûres et les phénomènes d'intoxication que je viens de relater. J'en conclus, sans toutefois pouvoir l'affirmer, que l'absence de douleurs et les symptômes d'intoxication tiennent vraisemblablement à une utilisation trop rapide du composé mercuriel injecté.

De l'étude de ces accidents, il résulte un fait pratique : le médecin doit toujours, avant de faire une injection de calomel, prévenir le malade de leur possibilité.

2° *Huile grise.* — Aux doses ordinaires, c'est-à-dire de II à V gouttes ($0^{gr},05$ à $0^{gr},075$ de Hg), l'huile grise est loin d'avoir l'activité qui fait la valeur thérapeutique du calomel. On reconnaît néanmoins qu'elle constitue un bon procédé de mercurialisation dans les cas ordinaires de faible et de moyenne intensité.

Si l'on dépasse la dose de IV à V gouttes, dans le but d'obtenir un effet curatif plus marqué, on s'expose à des phénomènes toxiques, absolument semblables à ceux que j'ai rapportés à propos du calomel. Je rappellerai même que ces symptômes m'ont toujours paru plus fréquents avec l'huile grise qu'avec ce dernier.

Cette obligation de s'en tenir à des doses moyennes, et par suite de limiter, sous peine d'intoxication, l'effet thérapeutique de l'huile grise, est certainement son inconvénient le plus sérieux. Il est bon de faire remarquer, à cette occasion, que l'administration par gouttes de l'huile grise exposant à des erreurs de dose, les phénomènes d'intoxication sont d'autant plus difficiles à éviter.

Quant aux inconvénients et dangers locaux, ils sont de peu d'importance. Dans l'immense majorité des cas, en effet, l'huile grise est admirablement bien tolérée par les tissus. La douleur médiate est — sauf exception — nulle ou à peine marquée; la réaction inflammatoire et les indurations consécutives sont, elles aussi, réduites à peu de chose et souvent même complètement absentes.

3° *Salicylate de mercure.* — Si, au dire de ceux qui l'ont employé et l'emploient encore, il paraît doué d'effets curatifs indéniables, je ne sache pas que l'on ait signalé à son actif des succès analogues à ceux qui sont reconnus aux injections de calomel. D'autre part, il détermine, lui aussi, des douleurs et laisse des nodosités qui, tout en étant moins prononcées qu'à la suite du calomel, n'en sont pas moins des inconvénients sérieux, vu la nécessité de piqûres plus nombreuses pour des résultats qui n'ont rien d'extraordinaire.

En résumé, des trois composés mercuriels que je viens de passer en revue, je crois, avec la grande majorité des syphilio-graphes, que le calomel et l'huile grise sont amplement suffi-sants pour la pratique, le premier, grâce à son énergie cura-tive, la seconde, grâce à sa tolérance remarquable par les tissus et par l'organisme en général.

Injections mercurielles intraveineuses. — Bien que datant de plusieurs années déjà (Lane, Stoukovenkoff, Abadie), la méthode des injections mercurielles intraveineuses n'en est encore qu'à ses débuts.

La seule préparation qui ait été jusqu'ici employée est le *cyanure de mercure en solution aqueuse au 1/100*, à la dose quo-tidienne de *1 centimètre cube*, soit 1 centigramme de sel.

1. Technique. — L'injection se fait dans une des veines super-ficielles du membre supérieur qu'on fait au besoin saillir, à l'aide d'une ligature placée comme pour la saignée.

La technique opératoire est des plus simples : la seringue étant préalablement chargée du liquide à injecter, on adapte l'aiguille et on l'enfonce d'un seul coup, en plein vaisseau, en la dirigeant très obliquement dans le sens du courant sanguin. Ceci fait — la ligature étant enlevée, s'il y a lieu — on pousse lentement le piston jusqu'à ce que tout le contenu de la seringue soit passé dans la veine. L'aiguille est alors retirée et la piqûre oblitérée avec un peu de collodion et de coton hydrophile.

On doit, pour ces injections, prendre les précautions sui-vantes :

1° Se servir *d'une seringue et d'une aiguille parfaitement sté-rilisées* (Voy. *Injections sous-cutanées*).

2° N'employer que des *solutions rigoureusement aseptiques*, et c'est ici qu'il sera bon de diviser au préalable chaque dose en autant d'ampoules stérilisées et scellées. On pourra également faire tiédir le liquide avant de l'injecter (38 à 40°).

3° Faire un *nettoyage minutieux de la peau* suivant les règles habituelles (savonnage, lavages à l'alcool et à l'éther, puis au sublimé).

4° *Évacuer l'air* de la seringue et de l'aiguille avant de pratiquer l'injection.

2. Inconvénients et accidents. — Tous les auteurs qui ont eu recours à ce procédé s'accordent à lui reconnaître une *innocuité parfaite* — les précautions précédentes ayant été prises. — La douleur est nulle et on n'a jamais observé ni thrombose ni embolie. Quant aux nodosités, il va de soi qu'il ne saurait y en avoir.

Les seuls inconvénients paraissent être dus soit à une maladresse opératoire, soit au peu de développement des veines; telles sont la perforation d'outre en outre du vaisseau, facile d'ailleurs à éviter avec quelque attention, et l'injection en dehors de la veine qui n'offre aucune conséquence.

3. Résultats. — Il est presque impossible, faute de documents, d'apprécier à sa juste valeur ce nouveau procédé. Il paraît toutefois avoir donné dans un certain nombre de cas d'excellents résultats, surtout en ophtalmologie. Le D^r Ch. Abadie, qui, depuis plusieurs années, emploie les injections intraveineuses comme mode de traitement des accidents oculaires de la syphilis, leur reconnaît une activité plus grande qu'aux injections sous-cutanées et l'on a obtenu de remarquables effets dans certaines manifestations qui s'étaient montrées réfractaires au calomel lui-même (chorio-rétinite).

V. — CHOIX DU MODE D'ADMINISTRATION DU MERCURE.

Des divers modes d'administration du mercure, en est-il un qui soit, à tous égards, supérieur aux autres et à qui l'on doive donner la préférence exclusive? Certes non; car, ainsi que le dit le professeur Fournier, « il n'est pas de méthode qui soit bonne à tout,... qui s'applique également et indistinctement à tous les cas...

« L'absolutisme n'est pas de mise en l'espèce et le médecin abordera le traitement de la maladie sans esprit préconçu, sans plan invariablement déterminé à l'avance; il l'abordera, tout

prêt à sacrifier ses préférences aux indications du cas particulier, tout prêt à abandonner sa méthode favorite pour telle
autre qui pourra sembler mieux appropriée. »

Quelles sont donc les conditions qui pourront guider le praticien dans le choix du procédé de traitement? C'est là une
question fort complexe à résoudre, si on envisage tous les cas
qui peuvent se présenter.

Les diverses conditions qui permettront au médecin de préférer dans le traitement d'un cas donné telle méthode à telle
autre peuvent être relatives au malade et à la maladie, tantôt
à l'une ou à l'autre séparément, tantôt aux deux à la fois.

I. **Conditions relatives au malade.** — Elles sont *subordon-
nées à celles qui dépendent de la maladie elle-même*, au moins
pour un certain nombre de cas urgents ou simplement graves,
où la vie du malade peut être en danger, où la destruction
d'un organe important est menaçante. On ne saurait en effet, en
pareille occurrence, avoir la moindre hésitation, car ici le traitement le plus rapidement actif et le plus intense devient d'une
nécessité absolue.

Quoi qu'il en soit, en dehors de cette éventualité, on doit,
autant que faire se peut, en présence d'un traitement à instituer,
tenir compte :

1° Des idiosyncrasies possibles ;

2° De l'état et du mode de réaction des divers organes ou
systèmes ;

3° De certaines considérations d'ordre purement extra-
médical.

1° IDIOSYNCRASIES.—C'est l'expérience donnée par les résultats
de traitements antérieurs chez le malade qui peut seule ren-
seigner le médecin à ce sujet. Aussi suffit-il d'attirer l'attention
sur ce point, sans y insister.

2° ÉTAT ET MODES DE RÉACTION DES DIVERS ORGANES, ETC. — Le
mauvais état du *système dentaire* contre-indique les frictions
et les injections insolubles capables de déterminer d'emblée une
stomatite grave.

Toutes les formes de *dyspepsie* stomacale ou intestinale doivent faire écarter l'administration du mercure par la voie
buccale et non seulement en raison de l'exagération presque
certaine de l'intolérance gastro-intestinale (gastralgie, diarrhée)
sous l'influence du médicament, mais encore parce que de
pareils états rendent l'absorption du remède difficile, incom-.

plète, peut-être nulle. Il faudra de même rejeter la voie stomacale lorsqu'il y aura intérêt à *ménager les fonctions digestives*,
soit qu'il s'agisse d'un nourrisson dont la vie dépend de leur
intégrité, soit que l'on ait affaire à un malade à qui il faut éviter
une surcharge médicamenteuse de l'estomac et de l'intestin.

Si l'*âge* du malade, si l'examen de ses *urines,* qu'il y ait ou
non de l'albumine, permettent de diagnostiquer ou simplement
de craindre une insuffisance rénale, il est de toute évidence que
la méthode des injections massives doit être proscrite et que
l'on aura recours aux autres méthodes qui permettent de
supprimer, à la moindre alerte, l'administration du remède.
On devra même, en pareil cas, rester très au-dessous des
doses ordinaires et tâter pour ainsi dire le fonctionnement des
émonctoires avant d'augmenter les doses.

Chez les *névropathes*, les *pusillanimes*, les méthodes douloureuses, particulièrement les injections de calomel, devront, à
moins d'indications formelles, céder le pas aux autres procédés.

Chez les *diabétiques*, et en général chez tous ceux dont la
résistance phagocytaire est amoindrie, on s'abstiendra des injections, ou, si l'on est obligé d'y avoir recours, les précautions
antiseptiques devront être prises avec la plus extrême rigueur.

3° Considérations extramédicales. — Les considérations
de cet ordre ont dans la pratique une importance considérable
au point d'imposer, quelquefois à elles seules, l'exclusion de
telle ou telle méthode. Elles peuvent tenir à un certain nombre
de circonstances ayant trait soit au *milieu* dans lequel vit le
malade, soit à ses *occupations*, à sa *profession*, ou encore à sa
situation pécuniaire.

1er exemple : Un individu prend la syphilis et veut s'en traiter
à l'insu de sa femme, de ses parents, de ses domestiques ; il est
très entendu que la méthode des frictions ne saurait par là
même lui être prescrite (temps, linge taché, etc.).

2e exemple : Un malade est astreint par sa profession à
voyager du matin au soir, à changer presque quotidiennement
de résidence. Peut-on, en toute franchise, lui imposer des
frictions qui lui demanderont chaque jour au moins une heure
de son temps? Peut-on lui proposer des injections journalières
qui l'obligeront à un dérangement considérable, et, s'il se les
fait à lui-même, l'exposeront davantage aux divers accidents
de la méthode ?

3e exemple : Voici un ouvrier qui gagne péniblement sa vie ; quel médecin oserait pour le traiter de sa syphilis lui prescrire la méthode onéreuse des injections quotidiennes ?

II. Conditions relatives à la maladie.—Ces conditions constituent les véritables indications de telle méthode ou de tel procédé.

Il faut établir deux divisions principales, selon que le traitement est dirigé contre la diathèse, en dehors de tout accident, ou qu'il est institué à l'occasion d'un ou de plusieurs accidents et contre eux.

1° En dehors de tout accident. — Je ne saurais mieux faire que citer à ce sujet les paroles de M. le professeur Fournier : « Il s'agit seulement d'instituer un traitement courant, un traitement de *longue haleine*, un traitement « par extinction » destiné à épurer une diathèse qui ne s'accuse actuellement par aucune manifestation sérieuse, qui même reste latente. Ne serait-ce pas un contresens pratique que d'aller faire choix, en telle situation, d'un traitement gênant, fastidieux, insupportable, exposant aux dangers de la stomatite, telle la méthode par les frictions ? A quoi aboutirait une pratique aussi malencontreuse, si ce n'est à dégoûter, à fatiguer le malade, qui bientôt n'aspirera qu'à se débarrasser d'une médication aussi importune ? »

Ce que dit mon éminent maître des frictions, on peut le dire également des injections solubles, ennuyeuses par leur répétition, coûteuses, voire douloureuses et surtout inutiles ici, et à plus forte raison des injections de calomel dont les inconvénients seuls seraient apparents, et dont le rôle préventif, quoi qu'en aient dit certains auteurs, n'est pas supérieur à celui des autres méthodes.

Il faut cependant faire exception pour les cas où celles-ci ne sont pas applicables, soit par la *volonté expresse du malade*, soit par sa *négligence à se traiter lui-même*.

Mais, ces circonstances mises à part, les véritables procédés pratiques de traitement à instituer ici sont :

1° La *méthode buccale*.

2° Les *injections hebdomadaires d'huile grise*, à la dose de III à V gouttes. Ces injections sont dans la presque unanimité des cas parfaitement tolérées par les tissus et constituent à cette dose un procédé de mercurialisation sûr sans risques d'intoxication notables. En parlant de la direction générale du traitement de la syphilis, je dirai en quoi consiste le traitement par les piqûres.

Dans certains cas, il est avantageux, et cela peut se faire sans inconvénients, de combiner la méthode pilulaire et les injections. On donne alors au malade *une pilule* par jour et on lui fait tous les huit jours une injection d'huile grise à la dose de *I à III gouttes* Ce *procédé mixte* assure d'une part au malade une tolérance gastrique parfaite et lui évite, d'autre part, à peu près sûrement toute chance d'intoxication mercurielle. L'intensité du traitement en est de plus augmentée.

2° CONTRE UN OU PLUSIEURS ACCIDENTS. — On doit ici distinguer deux ordres de faits selon qu'on se trouve en présence :

a. D'accidents *légers*, *discrets*, *bénins*, tels que la plupart des manifestations secondaires et certains accidents secondo-tertiaires, ou même franchement tertiaires des téguments (syphilide tuberculeuse discrète, gommes cutanées, etc.).

b. D'accidents *sortant de l'ordinaire* soit par leur *gravité*, soit par leur *ténacité* habituelle ou encore par leur *persistance ou résistance insolite* au traitement.

Dans le premier cas (a) il n'y a rien de menaçant, rien de grave pour le malade, les manifestations sont de celles qui cèdent facilement aux méthodes ordinaires; il serait donc superflu de mettre en œuvre tout autre procédé. L'administration du mercure sous forme pilulaire, l'huile grise à la dose de III gouttes en injection hebdomadaire suffiront — avec ou sans iodure de potassium — à remplir les indications.

Dans le second (b), d'une part, c'est tantôt l'existence même du malade qui se trouve menacée à brève échéance (syphilis cérébrale, myélite aiguë syphilitique), tantôt une fonction ou un organe important que la lésion rapidement extensive (syphilide tuberculo-ulcéreuse du nez, syphilis laryngée grave, chancre ou gomme phagédénique de la verge, iritis double, etc.) va détruire si on ne frappe vite et ferme, si l'on n'institue pas « un traitement d'assaut » (Charcot). Il faut donc à tout prix rejeter la méthode stomacale trop lente dans son action, insuffisamment intense dans ses effets, même avec des doses supérieures à la moyenne. D'ailleurs, l'état du malade (coma) peut être par lui seul un obstacle absolu à cette voie.

D'autre part, se trouve-t-on en présence d'une de ces manifestations de la diathèse que l'on sait, par expérience, tenaces, qui ne cèdent qu'à une mercurialisation en bloc, à un véritable bain de mercure, telles les syphilides lichénoïdes, les syphilides tuberculeuses diffuses ou en placards, les syphilides leucoplasiformes, les syphilomes buccaux, les glossites scléreuses, le psoriasis palmaire spécifique, l'onyxis, etc., bien qu'il n'y ait ici aucune indication véritablement d'urgence, on ne saurait pourtant s'adresser à la voie buccale, par suite de l'impossibilité presque absolue d'atteindre les doses curatives nécessaires sans provoquer d'intolérance gastro-intestinale.

Des plaques muqueuses rebelles augmentant et prolongeant la période contagieuse, des syphilides récidivantes de la bouche et de la langue, et aussi dans un certain nombre de cas l'intérêt pour le malade d'établir un diagnostic rapide (cancer et gomme linguale) demandent également un traitement intensif et font partie du cadre précédent.

Dans tous ces cas et dans bien d'autres encore que j'ai passés sous silence, le médecin peut hésiter entre les *frictions à hautes doses* et les *injections mercurielles*.

J'ai, en exposant la méthode des frictions, et tout en rendant justice à la rapidité d'action, à l'énergie curative dont elles ont maintes fois fait preuve, à la facilité avec laquelle on peut avoir le remède sous la main, donné les raisons pour lesquelles on ne pouvait leur accorder une entière confiance : elles ont, je le répète, un rendement trop inégal, et la façon dont elles sont faites joue un rôle trop grand dans les résultats que l'on peut en attendre. J'ajouterai encore, bien que ce soit là une condition d'ordre tout à fait accessoire, qu'il peut être utile — voire nécessaire — même en cas d'urgence, de cacher à la famille du malade ou à son entourage que l'on prescrit un traitement mercuriel, et l'onguent napolitain a une réputation qui n'est pas faite pour endormir les soupçons.

Restent donc les injections. *J'élimine de prime abord l'huile grise* dont les doses ordinaires agissent trop lentement et dont les doses supérieures ne sauraient être employées sans risques d'intoxication, quand on n'a pas éprouvé la tolérance du malade, ce qu'il est impossible de faire en cas d'urgence, et je limite — parallèlement à l'emploi de l'iodure — le choix entre les injections solubles quotidiennes (benzoate et huile biiodurée) et le calomel à la dose hebdomadaire maxima de 5 centigrammes. L'une et l'autre ont leurs partisans convaincus et je crois qu'en l'état actuel des choses il est difficile, sinon impossible, de se prononcer catégoriquement pour l'une des deux.

Je dirai cependant que dans tous les cas où la sensibilité au mercure n'est pas éprouvée, il convient de préférer les injections solubles parce qu'elles peuvent être immédiatement suspendues, diminuées ou augmentées en cas de besoin pressant ; qu'elles sont par cette considération même, et aussi par leur peu de réaction locale, tout indiquées chez les femmes, les enfants, les personnes sensibles et douillettes, les gens à mauvaise bouche, les cachectiques, les débilités. Quant à leurs résultats, on ne saurait en aucune façon les mettre en doute, et pour ma part j'en ai obtenu d'excellents, notamment dans les deux cas suivants où des piqûres de calomel même bien supportées avaient complètement échoué. Il s'agissait de deux femmes venues à la policlinique de M. le professeur Fournier à l'hôpital Saint-Louis, l'une pour une syphilide tuberculeuse récidivante en placards du front, l'autre pour une syphilide tuberculeuse diffuse du nez. La première, soumise sans aucun succès à de nombreuses injections de calomel, fut absolument guérie en douze jours par des piqûres quotidiennes de 2 centigrammes de benzoate. La seconde, chez laquelle le calomel administré pendant plus de trois mois n'avait pas donné de résultat, fut en quinze jours extraordinairement améliorée par le benzoate aux mêmes doses que précédemment. Elle fut même si améliorée qu'elle ne revint pas se faire traiter et je l'ai perdue de vue.

On a donc fait, dans ces dernières années, injustement le procès des sels solubles et je partage à leur égard les idées de mon maître M. le D<r> Gaucher, sans toutefois éprouver ses préventions contre le calomel. Contrairement à ce qu'il dit en effet : 1° les suppurations à la suite de ces injections sont presque nulles comme proportion quand les règles de stérilisation sont bien observées. Elles laissent souvent un noyau d'aspect inflammatoire, mais dont la résolution est la règle. 2° La douleur n'est excessive que dans les 2/10 des cas environ. 3° Quant aux autres griefs qu'il leur reproche, à savoir les stomatites et les intoxications graves qu'on ne peut arrêter, à cause de la dose qui continue son action, l'impossibilité où l'on est d'administrer de nouvelles doses de mercure par le même ou par un autre procédé à cause de l'ignorance où nous sommes de la quantité de calomel qui reste emmagasinée dans les tissus, ils sont plutôt théoriques que pratiques. Certes, il vaut mieux chez les gens à mauvaise bouche, à faible résistance, anémiés, débilités, ne pas employer ce procédé, mais les risques qu'il fait courir à ces derniers points de vue sont presque nuls chez les personnes solides, à dents saines, etc.

Donc, quoiqu'il faille faire une large part aux injections solubles, on doit également maintenir énergiquement les injections de calomel, dont les avantages sont : 1° la *rareté des piqûres* ; 2° leur *efficacité incontestable* d'une façon générale dans toutes les formes graves et plus encore dans certaines modalités de la maladie, où quelquefois une seule injection produit un véritable « coup de théâtre » (Fournier). C'est encore la médication la plus intense à opposer aux *affections parasyphilitiques*, notamment au tabès au début et peut-être à la paralysie générale, aux *phagédénismes rebelles*, aux *syphilides récidivantes de la bouche*, aux *glossites scléreuses* dont il est pour ainsi dire le spécifique, etc.

Il ne faut en somme proscrire de parti pris aucune injection, soluble ou insoluble, car elles ont toutes leurs avantages particuliers, suivant : 1° le malade (terrain, commodité du traitement, etc.) ; 2° les formes et les localisations spéciales de la maladie, comme l'a fait entrevoir le professeur Fournier.

Dans l'avenir, le choix d'un traitement mercuriel dépendra moins de l'intensité curative qu'on prête en bloc à telle ou telle préparation que de la nature et de la localisation de la maladie qui semble plus heureusement combattue par tel procédé que par tel autre.

VI. — TRAITEMENT IODURÉ.

Il me reste maintenant à étudier le rôle de l'iodure, à définir ses indications. Mais auparavant j'indiquerai ses inconvénients, les divers accidents qu'il est capable de déterminer, et ses différents modes d'administration.

1. — INCONVÉNIENTS ET ACCIDENTS DUS A L'IODURE DE POTASSIUM.

Les accidents que l'iodure de potassium est susceptible de produire chez les personnes soumises à son influence sont très variés.

Cliniquement, les inconvénients ou accidents iodo-potassiques peuvent être divisés en trois groupes, d'après leur fréquence et leur gravité :

1° Accidents communs, pour ainsi dire habituels ;

2° Accidents déjà plus rares, quoique se rencontrant de temps en temps ;

3° Accidents véritablement exceptionnels, heureusement exceptionnels, pour certains d'entre eux tout au moins.

1° **Accidents communs.** — Ce sont eux que le professeur Fournier appelle les « désagréments de l'iodure ». Ils sont au nombre de trois : la saveur iodurique, le coryza, l'acné iodique.

La *saveur iodurique* consiste en une sorte de goût métallique extrêmement désagréable que ressentent les malades, principalement les femmes, soumis à l'iodure ; elle est surtout accentuée le matin au moment du réveil.

Le *coryza*, ordinairement très léger, peut, dans certains cas, prendre les caractères d'un fort rhume de cerveau dont il se distingue pourtant par l'écoulement plus fluide, plus séreux et jamais purulent ou muco-purulent.

L'*acné* dans sa forme habituelle est constituée par une éruption papulo-pustuleuse dont les éléments sont ordinairement de petit volume et dont la sortie se fait par petits groupes de 4 à 6 ou 8 boutons qui se flétrissent au bout de quelques jours, disparaissent et sont remplacés par d'autres dans le voisinage. L'éruption a pour siège préféré la *face*, principalement le nez et les parties voisines du front et des joues.

Dans quelques cas, rentrant dans le deuxième groupe d'accidents, l'éruption prend une intensité plus grande par le nombre des éléments, par leur volume, et donne au visage un aspect vraiment bourgeonnant.

2° **Accidents assez rares.** — Ils comprennent la grippe iodique, — les douleurs névralgiformes, — la sialorrhée, — la conjonctivite ou sclérite iodique, — le purpura iodique.

La *grippe iodique* (Fournier) est ainsi appelée à cause de la nature de ses déterminations locales et des symptômes généraux qui marquent ou accompagnent son apparition. Elle a un début soudain : le malade est pris d'anxiété, de violente céphalée, de dyspnée, d'agitation ; sa température est légèrement augmentée, et son visage présente, principalement au niveau des paupières et au pourtour du nez, une bouffissure œdémateuse plus ou moins accentuée, rougeâtre, qui, lorsqu'on n'est pas prévenu, peut en imposer pour un érysipèle. A ces symptômes s'ajoutent naturellement ceux d'un coryza suraigu et quelquefois de la raucité de la voix et de la dyspnée bronchique. Ces phénomènes ont en général une durée très courte (vingt-quatre à quarante-huit heures en moyenne).

Les *douleurs névralgiformes* sont des sensations douloureuses mal déterminées qui se font sentir principalement dans la tête (mâchoires, dents, orbites) et dont l'interprétation est jusqu'à présent assez obscure.

La *sialorrhée* consiste en une salivation ordinairement peu abondante, sans aucun symptôme physique ou fonctionnel de stomatite.

La *conjonctivite*, sur laquelle il est inutile d'insister, peut aboutir quelquefois à un chémosis œdémateux.

Le *purpura iodique* est constitué par de petites taches pétéchiales, variables comme nombre, mais ordinairement assez discrètes et limitées à la face antérieure des jambes.

3° Accidents exceptionnels. — Je ne ferai que citer : l'*intolérance gastro-intestinale absolue* (vomissements, diarrhée), — les *hémorragies muqueuses* (épistaxis), — les *oreillons iodiques*, — les *œdèmes localisés* (face, synoviales tendineuses), — la *blennorrhée iodique* (séreuse), — l'*ivresse iodique*, tous phénomènes qui ne comportent que peu ou pas de gravité.

Mais deux autres variétés d'accidents méritent de nous arrêter un instant, à cause de leur importance : ce sont d'une part les éruptions désignées sous le nom « d'iodides graves » et, d'autre part, les œdèmes des voies respiratoires.

Les *iodides* peuvent, au point de vue dermatologique, se présenter sous divers types dont les trois suivants sont les principaux :

a. *Type bulleux* (iodide bulleuse, pemphigus iodique), constitué par des phlyctènes affectant de préférence les parties découvertes du corps (face, cou, extrémités supérieures).

b. *Type furonculo-anthracoïde*, que son nom seul définit assez.

c. *Type pustulo-crustacé*, qui se traduit par des lésions absolument identiques d'aspect à celles de la syphilis, et peut, par conséquent, donner lieu à des erreurs de diagnostic et de traitement fort préjudiciables au malade.

Ces éruptions diverses, dont les éléments présentent des

dimensions quelquefois géantes (1), et sont plus ou moins disséminés ou confluents, s'accompagnent, dans un certain nombre de cas, de symptômes généraux graves pouvant se terminer par la mort.

Les *œdèmes des voies respiratoires* (œdème glottique, — œdème pulmonaire), dont ce n'est pas ici le lieu de rappeler les signes, ont un début soudain et prennent rapidement une allure menaçante. Il faut savoir qu'on a dû, dans ces cas, quelquefois intervenir par la trachéotomie qui n'a pas constamment suffi à sauver les malades.

4° **Pathogénie des accidents.** — De nombreuses raisons — insuffisantes d'ailleurs — ont été données tour à tour pour expliquer la pathogénie des accidents ioduriques.

On a successivement invoqué l'impureté du produit, — les doses, — une altération du filtre rénal.

L'impureté de l'iodure (iodates) ne saurait avec raison être incriminée, au moins dans la plupart des cas, par ce fait que les accidents ont été observés maintes fois, alors que l'analyse chimique n'avait révélé absolument rien d'anormal.

Quant à l'accumulation des doses et à l'administration, en une seule fois, de fortes quantités de sel, elles ne sauraient non plus être soupçonnées, parce que les accidents ont été la plupart du temps observés à la première prise; et parce que c'est surtout à la suite de doses moyennes et même infinitésimales ($0^{gr},10$) que les phénomènes d'intoxication les plus sérieux ont été notés.

Reste l'altération du filtre rénal, — raison plus sérieuse, et qui, dans un certain nombre de cas, a été reconnue exacte, — mais qui n'est pas non plus suffisante, non seulement parce que les accidents ont été relatés dans le plus grand nombre de faits chez des individus absolument sains, — il est vrai qu'on peut invoquer un état morbide des reins latent et relatif, — mais encore parce qu'elle n'explique pas pourquoi chaque malade réagit toujours de la même façon.

En résumé, il faut, dans la genèse de ces accidents, admettre

(1) Elles peuvent prendre l'aspect du Mycosis fongoïde. Tel était le cas observé dans le service de M. le professeur Fournier par MM. Canuet et Barasch, et rapporté par eux sous le titre d'*Ioduride maligne à forme mycosique et à terminaison mortelle* dans les *Archives générales de médecine,* oct. 1896.

de la part du malade une prédisposition individuelle, une intolérance particulière pour l'iodure, comme il en existe pour tant d'autres médicaments (antipyrine, etc.).

5° **Correctifs de l'iodure.** — Dans le but de s'opposer aux inconvénients de l'iodure, on a préconisé son association avec diverses substances, devant servir d'antidotes à ses effets toxiques. Sans parler de la recommandation banale, en tous cas parfaitement innocente, d'administrer l'iodure dans une grande quantité de lait, il en est d'autres qui ont été faites tantôt avec succès, tantôt et plus souvent avec insuccès. Citons l'*extrait de ratanhia*, que M. le Dr Gaucher a vu plusieurs fois chez les prédisposés prévenir le purpura ; le *bicarbonate de soude* en nature ou sous forme d'eau de Vichy et à la dose quotidienne de 4 à 6 grammes, qui s'opposerait quelquefois au catarrhe oculo-nasal et à l'acné ; le *salol* contre l'acné ; la *belladone* qui, d'après les recherches d'Aubert (de Lyon), semble en effet, à la dose journalière de 5 à 10 centigrammes d'extrait, atténuer et même annihiler les accidents naso-pharyngiens, etc.

2. — MODES D'ADMINISTRATION DE L'IODURE DE POTASSIUM.

L'iodure de potassium peut être administré de trois manières différentes, dont les deux premières sont, il est vrai, exceptionnelles : en lavements, en injections sous-cutanées, en ingestion.

1° **Lavements iodurés.** — La voie d'administration rectale n'est guère employée que dans le cas d'intolérance gastrique. On commence par vider l'intestin à l'aide d'un grand lavement simple, puis on donne le lavement médicamenteux qui pourra être ainsi composé :

℞ Iodure de potassium........   2 à 4 grammes et plus.
   Laudanum de Sydenham....   V à X gouttes.
   Eau bouillie ou lait........   200 grammes.

Pour un lavement à garder.

2° **Injections sous-cutanées.** — Les injections hypodermiques d'iodure de potassium ont été recommandées par M. le Dr Gilles de la Tourette. Elles seraient indiquées surtout en présence de malades plongés dans le coma avec relâchement des sphincters et chez lesquels on ne voudrait ou ne pourrait pas se servir de la sonde œsophagienne.

La solution contient 0^{gr},50 d'iodure par centimètre cube d'eau, soit :

℞ Iodure de potassium................ 5 grammes.
    Eau distillée stérilisée.............. Q. S.

Pour 10 centimètres cubes.

On injecte 2 centimètres cubes à la fois, et on répète la même dose trois, quatre ou cinq fois dans la journée, selon les besoins.

On devra prendre pour ces injections les précautions d'usage (Voy. *Injections mercurielles*). Elles seraient, d'après M. Gilles de la Tourette, mieux tolérées qu'on ne le pense, quoique pouvant donner lieu à des escarres et à des douleurs assez vives. En tous cas, c'est un moyen auquel on peut recourir sans crainte de déterminer trop d'accidents cutanés, si l'on pense que les cas où elles sont indiquées se terminent rapidement soit par la mort, soit par une amélioration suffisante permettant de revenir vite à la voie gastrique.

3° **Administration de l'iodure par l'estomac.** — La voie gastrique est, en dehors des cas exceptionnels relatés plus haut, celle à laquelle on doit donner la préférence.

1° Comment faire prendre l'iodure? — Autant que possible, on se conformera aux règles suivantes dans le but d'assurer la parfaite tolérance du médicament, savoir :

a. L'iodure sera toujours donné en *solution étendue*. On se servira par exemple d'une des deux solutions suivantes qui sont courantes :

℞ Iodure de potassium...... .... 30 grammes.
    Eau distillée.................... 500 —

ou :

℞ Iodure de potassium.......... .. 25 grammes.
    Sirop (*ad libitum*)............... 500 —

Chaque cuillerée à soupe, contenant 1 gramme de sel, sera administrée dans un demi-verre d'eau pure ou de lait. L'eau pourra, au gré du malade, être édulcorée avec un sirop quelconque, ou aiguisée d'une liqueur ou d'un liquide alcoolique (kirsch, rhum, curaçao, anisette, etc.). Certaines personnes préfèrent prendre l'iodure dans une certaine quantité de bière. Toutes ces préparations n'ont d'ailleurs pour objet que de masquer la saveur désagréable du remède, saveur qui constitue souvent une des causes — si ce n'est la cause principale — de l'intolérance gastrique.

Le vin de quinquina, — le vin d'Alicante, — le sirop de café, etc. peuvent rendre, comme véhicules de l'iodure, d'utiles services.

b. La dose quotidienne d'iodure sera toujours — si possible — *fractionnée* en plusieurs doses partielles (2 à 3).

c. L'iodure ne *sera jamais administré à jeun*, mais immédiatement *avant* les repas ou *pendant les repas.*

2° Doses. — Les doses d'iodure à prescrire sont évidemment, comme les doses de mercure, et plus encore, infiniment variables suivant les indications à remplir et suivant le malade (âge, sexe, etc.). On peut admettre cependant que toute dose inférieure à 2 grammes *pro die* est ordinairement insuffisante chez un adulte.

M. le professeur Fournier croit pouvoir, d'après son expérience, évaluer approximativement la dose moyenne efficace à :

3 grammes *pro die* chez un homme adulte de poids moyen ;
2 grammes *pro die* chez une femme adulte de poids moyen.

Quant aux doses supérieures (5 à 12 grammes), elles ne sont commandées que par certaines éventualités, telles qu'un péril imminent (perforation menaçante du voile palatin) ou des manifestations morbides anciennes et rebelles. On peut poser en principe que ce qu'une dose journalière de 10 grammes d'iodure ne produit pas, toute dose supérieure (20,30,40, etc.) ne le produit pas davantage (Fournier).

Chez les malades dont la tolérance à l'iodure est inconnue, il est bon de n'administrer la dose maxima à laquelle on veut arriver qu'après avoir tâté — s'il n'y a pas urgence absolue — leur susceptibilité, en débutant par des doses faibles qu'on augmente au bout de quelques jours. Ces doses de début ne doivent pas toutefois être trop basses, car on sait en effet que les accidents ont été observés plus souvent et d'une façon plus intense avec les toutes petites doses. On commencera donc chez l'homme par 2 grammes dans les premières vingt-quatre heures, chez la femme par 1 gramme ou 1^{gr},50, et on maintiendra cette quantité pendant trois ou quatre jours pour arriver, par gradation de 1 gramme tous les quatre ou cinq jours, jusqu'à la dose nécessaire qui sera maintenue jusqu'au bout.

Cette façon de procéder, outre qu'elle permet à la tolérance de s'établir, donne encore au remède une activité plus grande.

3. — RÔLE DE L'IODURE. — TRAITEMENT MIXTE.

Rôle de l'iodure. — Quelle est la valeur thérapeutique de l'iodure de potassium, ou plutôt que peut-on lui demander, quels sont les résultats que l'on est en droit d'en attendre dans le traitement de la syphilis?

J'envisagerai son rôle dans les deux phases de la maladie, à la période secondaire et à la période tertiaire.

1° IODURE DANS LA PÉRIODE SECONDAIRE. — Administré à l'exclusion du mercure, l'iodure est-il capable, comme ce dernier médicament, de guérir, d'effacer les manifestations secondaires cutanées et muqueuses? prévient-il leurs récidives? empêche-t-il en quelque façon l'éclosion du tertiarisme?

1° L'iodure de potassium prescrit seul contre les accidents cutanés et muqueux de la période secondaire ne paraît avoir *aucune influence sur leur évolution*. Il les laisse « pulluler et repulluler » jusqu'à ce qu'ils s'éteignent d'eux-mêmes, ce qui s'observe d'ailleurs ordinairement, quoique après un temps fort long, quand il s'agit de syphilides superficielles.

Quand on se trouve en présence de ces manifestations chronologiquement tertiaires — au moins dans un certain nombre de cas — désignées sous le nom de syphilides secondaires tardives, telles que *syphilides papulo-squameuses régionales, syphilides palmaires et plantaires, psoriasiformes, onyxis,* etc., l'insuccès de la médication est encore bien plus grand. Ces accidents, en effet, dont le mercure lui-même ne vient souvent à bout que lorsqu'il est administré de façon intensive — concurremment du reste avec l'iodure — *résistent indéfiniment à l'iodure de potassium* seul, quelles que soient les doses employées.

2° Quant au rôle préventif du tertiarisme que l'on pourrait attribuer à l'iodure donné pendant la période secondaire, c'est-à-dire au début de l'infection, les observations de syphilitiques traités exclusivement de cette façon et suivis pendant longtemps ne sont pas suffisamment nombreuses pour qu'on puisse le nier catégoriquement ou plus encore l'affirmer. Je ne saurais mieux faire, sur ce point, qu'avoir recours encore une fois à l'expérience si précieuse du professeur Fournier : « Je

tiens pour démontré, dit-il, qu'administré seul, à l'exclusion
du mercure, l'iodure laisse fréquemment la voie ouverte aux
accidents du tertiarisme. Souvent, en effet, très souvent, j'ai
vu les malades traités de la sorte aboutir à des manifestations
tertiaires, et cela pour une proportion certainement bien supérieure à ce qu'on observe usuellement à la suite du traitement
mercuriel.

« Je trouve ceci, par exemple, en compulsant mes notes de
ces dernières années : *sur 12 maladese xclusivement traités par
l'iodure, 7 ont été déjà affectés d'accidents tertiaires, et d'accidents
de formes particulièrement graves*, à savoir :

<pre>
Syphilides tertiaires...................... 2 cas.
Syphilide phagédénique................... 1 —
Syphilis cérébrales .... 3 —
Syphilis médullaire...................... 1 — »
</pre>

On peut donc conclure que l'administration exclusive de
l'iodure de potassium contre les accidents secondaires et contre la diathèse est un traitement :

1° *Mauvais* pour le malade, parce qu'il ne le guérit pas de ses
accidents actuels ;

2° *Dangereux*, d'abord pour le *malade*, parce que son action
préventive à l'égard du tertiarisme est très problématique ;
ensuite pour la *société*, car il laisse persister pendant longtemps
des lésions contagieuses.

Mais de cette conclusion que j'ai ainsi posée, pour bien montrer que le merçure — et non l'iodure — était le véritable
spécifique de la diathèse syphilitique et des accidents secondaires en général, s'ensuit-il que ce dernier médicament
(l'iodure) doive être proscrit de la période secondaire ?
Évidemment non, et même il est dans cette période
certaines manifestations morbides contre lesquelles il a, avec
l'aide du mercure, une action des plus intenses et des plus
rapides, que l'hydrargyre est loin de posséder à lui seul. Ces
manifestations particulières qui constituent les principales
indications de l'iodure (ou mieux du traitement mixte) dans
la période secondaire sont :

1° La *céphalée secondaire*, si fréquente au début de l'explosion
des accidents, principalement chez la femme. Un à deux grammes d'iodure, rarement plus, calment presque instantanément,

du jour au lendemain, cette souffrance nocturne qui est pour les malades une véritable torture.

2º Les *douleurs névralgiformes* vagues, plus fréquentes aussi chez la femme, dans les premiers mois de l'infection.

3º Les *déterminations secondaires diverses sur le système loco-moteur*, telles que ostéalgies, arthralgies, myosalgies, périostites et périostoses.

Et en un mot les accidents qui sortent du cadre éruptif, auxquels on peut ajouter :

4º Les *syphilides malignes précoces*, non seulement parce qu'il est indiqué ici de « faire feu de toutes pièces », mais encore parce que cette forme de syphilis s'accompagne fréquemment d'accidents de modalité tertiaire (infiltrations gommeuses, etc.).

2º Iodure dans la période tertiaire. — Autant l'iodure est inefficace contre les accidents secondaires, autant son action est marquée contre les manifestations tertiaires dont on a pu dire, avec juste raison, qu'il était le spécifique. *Il est donc à cette période absolument indiqué dans tous les cas,* quelles que soient la forme et la variété de lésions auxquelles on a affaire. Cependant, il faut savoir qu'il n'est pas toujours identique à lui-même et qu'il a pour certaines d'entre elles des préférences manifestes.

S'il est capable à lui seul en effet d'agir de façon intense et rapide sur les processus gommeux les plus étendus, sur les infiltrations embryonnaires viscérales, sur les exostoses, les syphilides ulcéreuses, etc., on le voit au contraire n'agir que lentement, et ne donner que des résultats souvent très incomplets dans ces formes d'accidents, désignées sous le nom de syphilides tuberculeuses sèches, dans les syphilides tuberculeuses diffuses ou en nappe, les scléroses linguales, etc. Ici, il est non seulement utile, mais nécessaire de lui associer le mercure. Si l'on ajoute que, même dans son domaine favori, on voit parfois l'iodure tromper l'attente du médecin et n'arriver à accomplir sa tâche qu'à l'aide du traitement mercuriel ; si l'on se rappelle en outre qu'il n'a qu'une action préventive fort problématique, on voit que lors d'accidents tertiaires ce n'est pas à l'iodure seul que l'on doit avoir recours, mais à l'iodure de potassium et au mercure, en un mot au traitement mixte.

Traitement mixte. — Mais comment prescrire ce traitement? On se trouve ici en présence de deux méthodes différentes : l'une qui associe dans une même préparation le mercure et l'iodure, l'autre qui administre les deux remèdes séparément, indépendamment l'un de l'autre.

La première méthode est représentée par diverses préparations dont la plus célèbre est le *sirop de Gibert* dont voici la formule :

> ℞ Sirop simple........ .... 500 grammes.
> Biiodure d'hydrargyre............ 0^{gr},20
> Iodure de potassium.............. 10 grammes.

Une cuillerée à bouche de ce sirop contient donc 8 milligrammes de biiodure de Hg et 40 centigrammes d'iodure potassique.

On ne saurait assez répéter que le sirop de Gibert est une *mauvaise préparation* pour les raisons suivantes : d'abord à cause de son *horrible saveur* et de l'*intolérance gastrique* qu'il provoque fréquemment chez les malades, ensuite et surtout à cause de sa *composition* : *il renferme en effet trop de biiodure de mercure par rapport à l'iodure de potassium*, de sorte que lorsqu'il est besoin de forcer les doses de ce dernier médicament, on ne peut le faire sans augmenter en même temps la quantité de biiodure, ce qui n'est pas sans danger.

Donc, le grand reproche à adresser à toutes les préparations où mercure et iodure sont associés, c'est de ne point permettre au médecin de manier indépendamment l'un de l'autre et selon les besoins, tantôt le mercure, tantôt l'iodure.

La deuxième méthode est donc celle à laquelle on doit avoir recours dans tous les cas, car elle permet non seulement de répondre aux indications de chaque cas particulier, mais encore de ménager le tube digestif, en confiant à la peau (frictions) ou à l'hypoderme (injections) le soin d'absorber l'hydrargyre.

VII. — DIRECTION GÉNÉRALE DU TRAITEMENT DE LA SYPHILIS.

1° **Traitement des accidents.** — Tout le monde s'accorde, je crois, à reconnaître que, dès l'apparition d'un accident spécifique de modalité secondaire ou tertiaire, on doit instituer le traitement général. Seules, en face de la manifestation primaire, en présence du chancre induré, les opinions diffèrent. Les uns, en effet, prétendant, ce qui est vrai d'ailleurs, que le chancre n'est que peu ou pas influencé par le traitement, sont d'avis qu'il est inutile, pour le moins, d'administrer le mercure avant l'explosion des accidents secondaires. Les autres, et c'est l'opinion qui prévaut de plus en plus, pensent qu'on ne saurait, en face d'une infection aussi grave que la syphilis, différer l'intervention : « Il est évident, dit Smirnoff[1], que, du moment où nous sommes convaincus d'être en présence d'un véritable chancre et que nous sommes, par conséquent, dans l'impossibilité d'empêcher l'infection générale de l'organisme, il ne peut exister aucune raison suffisante pour nous empêcher de réagir contre cette infection... Il est difficile de comprendre pourquoi, en présence d'un incendie, on doit d'abord laisser le feu s'allumer, pour ne s'occuper de son extinction que lorsqu'il aura atteint déjà une certaine intensité. »

Ricord[2] disait déjà : « Je serais curieux de savoir, en vérité, si les malades se trouvent satisfaits de cette expectation et s'ils applaudissent bien sincèrement à cette sage lenteur, alors qu'ils commencent soit à sentir l'aiguillon nocturne de la syphilis, soit à voir leur peau se couvrir de macules, leur front ceindre la couronne de Vénus, ou leur crâne se dégarnir de cheveux ? »

Entre les deux opinions, on ne saurait, tout en reconnaissant le peu d'action du traitement général sur le chancre en lui-même, — hormis son phagédénisme, — avoir une minute d'hésitation, si l'on se rappelle l'action du mercure sur le développement des accidents ultérieurs.

On prescrira donc le mercure dès l'apparition de l'accident primitif, ou plutôt dès que le diagnostic de syphilis pourra être fait *avec certitude. Lorsqu'il y aura doute, il faudra de toute nécessité attendre* que le chancre ait acquis des caractères pathognomoniques ou même que les symptômes secondaires révèlent manifestement la syphilis. Dans ce cas, un traitement trop hâtif, un traitement « par prudence », risquerait fort de laisser indéfiniment le médecin et le malade dans l'incerti-

---

(1) *In* FOURNIER, *Traité de la syphilis.*
(2) RICORD, *Leçons sur le chancre.*

tude la plus déconcertante, en l'absence possible, en cas de syphilis, d'accidents secondaires ultérieurs, sous l'influence d'une thérapeutique précoce.

Les autres accidents seront dès l'abord combattus à l'aide du traitement spécifique, administré d'une façon plus ou moins intensive et selon les procédés, les méthodes et les indications que j'ai précédemment exposés.

Dans le cours du traitement d'un accident tenace et rebelle, il sera parfois bon d'échanger tel mode d'administration, tel procédé contre tel ou tel autre. Lors de certains accidents graves nécessitant l'emploi d'une médication énergique, les injections de calomel par exemple, le péril une fois conjuré, le médecin pourra revenir aux méthodes plus douces (huile grise, pilules, etc.) suffisantes pour continuer l'amélioration produite et assurer la guérison. Il est évident qu'à la première alerte il faudrait recourir à la médication antérieure.

Quant à la durée du traitement dirigé contre un accident, elle dépend de la durée de l'accident lui-même et il ne saurait venir à l'idée d'aucun médecin (à moins d'un cas de force majeure tel qu'intoxication mercurielle par exemple) de supprimer l'administration du remède avant d'avoir obtenu le résultat cherché. Bien plus, le traitement doit être prolongé au delà de la guérison ; il devient alors le traitement de fond.

2° **Traitement de fond.** — Le traitement de fond est le traitement dirigé contre l'infection syphilitique, en dehors des périodes actives de la maladie, dans le but de prévenir ou d'atténuer les accidents ultérieurs et surtout d'empêcher l'éclosion du tertiarisme.

L'expérience a montré que, pour être actif, ce traitement de fond devait réaliser les quatre conditions suivantes : être *long*, être *intermittent*, être *donné toujours à doses thérapeutiques* et être très *énergique* au début.

Je reprends une à une ces quatre conditions :

1° *Être long.* — La syphilis étant une maladie chronique demande un traitement chronique. La durée, qu'autrefois Ricord avait empiriquement fixée à neuf mois (six mois de mercure, trois mois d'iodure) s'est vue reculée bien au delà de ces limites. On s'accorde à peu près unanimement à recon naître aujourd'hui que *tout traitement mercuriel inférieur à trois ans est ordinairement insuffisant. Donc trois ans de traite-*

ment mercuriel auquel on ajoute d'habitude une cure complémentaire par l'iodure de potassium constituent le minimum de durée permis pour le traitement de fond de la syphilis.

2° *Être intermittent.* — Il ne peut pas être question d'administrer sans discontinuer du mercure à un individu, pendant un temps aussi long. Une telle manière d'agir aboutirait à ceci : *fatiguer et dégoûter le patient, provoquer l'accoutumance au mercure* et par conséquent diminuer, voire annihiler, l'action curative du remède vis-à-vis d'un accident intercurrent.

3° *Être donné toujours à doses thérapeutiques* ; c'est-à-dire que chez un homme adulte de constitution et de poids moyens, la dose *pro die*, s'il s'agit de pilules, ne doit pas être inférieure à 2 centigrammes de sublimé (2 pilules de Dupuytren) ou à 10 centigrammes de protoiodure (2 pilules de Ricord). Les trop petites doses, en effet, ont le double inconvénient :

a. De n'avoir sur la maladie qu'une action insignifiante ou nulle.

b. De donner à l'organisme une insensibilité relative au mercure.

4° *Être très énergique au début.* — On ne saurait, en effet, au début d'une infection aussi tenace que la syphilis, l'attaquer trop énergiquement. La plupart des syphiligraphes reconnaissent que dans nombre de cas *un seul traitement énergique* de trois ou quatre mois, institué dès l'apparition de la maladie, a pu pendant huit, dix, vingt ans et plus (Fournier), mettre le malade à l'abri de toute manifestation. Certains auteurs (Jullien, Barthélemy) recommandent même de faire appel, à cette période, aux injections de calomel, qui sont, comme on le sait, un des procédés de mercurialisation les plus intenses.

Voici la façon d'agir de M. le professeur Fournier, promoteur de cette méthode, qu'il a appelée *méthode des traitements successifs ou traitement chronique intermittent* :

Après un premier traitement institué à l'occasion, le plus souvent, de la première poussée d'accidents secondaires, et prolongé trois à quatre semaines après la guérison des accidents, c'est-à-dire deux mois en moyenne, premier repos de un mois à six semaines.

Ce temps passé, deuxième cure de six semaines, puis deuxième repos de deux à trois mois, et ainsi de suite en ayant soin d'augmenter de plus en plus les périodes de repos, en sorte que le malade fait approximativement

Pendant la 1re année 4 traitements mercuriels (6 à 7 mois).
    —   2e. — 3   —   — (4 à 5 mois).
    —   3e — 2   —   — (3 mois).

L'administration de l'iodure est calquée sur celle du mercure : M. le professeur Fournier le fait intervenir à partir de la troisième année, par cures intermittentes de un mois à six semaines suivant la tolérance gastrique, et à dose quotidienne de 2 grammes en moyenne (homme), donc :

Pendant la 3e année de la syphilis, 4 traitements iodurés.
    —   4e   —   — 3   —   —
    —   5e   —   — 2   —   —

Les traitements iodurés (troisième année) peuvent alterner ou non avec les traitements mercuriels.

En somme, le traitement préventif de la syphilis, d'après la méthode de M. le professeur Fournier, comprend *cinq ans de traitement* : les deux premiers exclusivement mercuriels, — les deux derniers exclusivement iodurés, — le troisième mixte.

La méthode des traitements successifs a été diversement modifiée. Certains médecins administrent encore le mercure au cours de la quatrième année. D'autres prolongent la médication iodurée quatre, cinq et même six ans ; d'autres encore (Neisser) font alterner des cures énergiques avec des cures plus douces ; quelques-uns prescrivent l'iodure à partir de la deuxième année, voire de la première, etc., mais c'est toujours le même principe, et à peu près la même façon d'agir. On est d'ailleurs obligé assez fréquemment d'apporter quelques modifications à la méthode, par suite le plus souvent de l'éclosion intempestive d'un accident plus ou moins grave, ou de la persistance d'une ou de plusieurs manifestations réclamant l'administration du mercure avec ou sans l'iodure, au delà du temps prévu ou nécessitant l'intervention d'un traitement plus intensif.

Quant aux différentes cures, elles peuvent être confiées soit aux pilules, soit aux frictions, soit aux injections. Une cure pilulaire comprend l'administration, pendant six semaines, de 2 pilules par jour chez l'homme, une à une et demie chez la femme.

Si l'on a recours aux injections solubles, au benzoate par exemple, la dose quotidienne à injecter sera de 1 centimètre cube de la solution dont j'ai donné la formule, soit de 1 centigramme de sel. Les injections insolubles (huile grise = III gouttes; calomel = 0,05) seront faites de huit en huit jours pendant six semaines, ce qui donne par cure une série de six injections. Pour les frictions, la cure ne comprendra, par contre, que vingt et un jours de frictions quotidiennes à la dose de 4 grammes d'onguent napolitain en moyenne. Une période de trois semaines représente en effet à peu près la limite de tolérance de l'organisme pour ce procédé.

Reste à savoir s'il y a avantage à changer de méthode ou de préparation au cours du traitement. Jusqu'ici, les observations ne permettent pas de trancher la question. Je rappellerai, cependant, que M. le professeur Fournier prescrit de préférence le protoiodure dans les syphilis jeunes et le bichlorure plus tard.

La méthode du traitement chronique intermittent de la syphilis n'est pas acceptée par tous, quoique les rangs de ses détracteurs s'éclaircissent de jour en jour. Il faut reconnaître en effet qu'elle n'est pas infaillible et que, malgré les traitements les mieux prescrits et les plus fidèlement suivis, on voit parfois des syphilis se traduire par des manifestations désespérément récidivantes, rebelles, graves même. Mais on peut dire et affirmer qu'elle est jusqu'à maintenant, en attendant que la science ait éclairci la nature mystérieuse de la syphilis, le meilleur moyen de lutter contre cette infection et de préserver des conséquences redoutables qu'elle entraîne pour lui et la société, l'individu qui en est atteint.

VIII. — TRAITEMENT LOCAL DES MANIFESTATIONS CUTANÉES ET MUQUEUSES.

1. — TRAITEMENT DU CHANCRE INDURÉ.

Le chancre induré est la première manifestation de l'infection syphilitique, toutes réserves faites, bien entendu, pour la syphilis conceptionnelle, la syphilis congénitale et l'hérédosyphilis. Dès l'apparition du chancre induré, l'individu est déjà syphilisé; aussi l'excision du chancre, même pratiquée dans les premiers instants, ne peut-elle enrayer le développement de l'infection. Nous n'insisterons donc pas sur ce prétendu traitement abortif.

« Deux raisons seulement, dit M. le professeur Fournier, retiennent encore, à l'égard de cette méthode, un verdict qui ne serait autre qu'une condamnation absolue, à savoir : 1° le respect dû à certains observateurs qui affirment devoir à l'excision de réels succès ; 2° la crainte tout humanitaire de priver nos malades de l'immense service que serait appelée à leur rendre la méthode dite abortive, si tant est qu'elle puisse être abortive (1). »

Le chancre induré doit donc être considéré comme la première expression locale de la syphilis.

I. — Traitement du chancre non compliqué. — Nous prendrons comme type le chancre de la verge, qui est de beaucoup le plus fréquent. Dans le traitement du chancre syphilitique, il faut bien se pénétrer de ce fait, que sa tendance naturelle est de guérir spontanément. Aussi devra-t-on s'abstenir vis-à-vis de lui de topiques inutiles ou dangereux, tels que l'iodoforme affichant par son odeur, l'alun, le sulfate de cuivre, le perchlorure de fer, l'acide phénique, le sublimé, etc. Le nitrate d'argent n'aboutit le plus souvent qu'à enflammer un chancre normal et ne doit être employé que dans les cas de chancres diphtéroïdes, atones, bourgeonnants. Encore les attouchements soit avec le crayon, soit avec la solution au 1/5, ne seront-ils pratiqués qu'à intervalles espacés tous les trois ou quatre jours.

La thérapeutique locale consistera surtout à aider le chancre à guérir et cela grâce à une bonne hygiène associée à quelques menus soins :

1° Recommander au malade la continence sexuelle, dans le but d'éviter l'irritation du chancre, et aussi dans un but prophylactique.

2° Proscrire du régime tous les excitants (alcools, mets épicés, etc.).

3° Interdire les exercices fatigants (équitation, danse, bicyclette).

4° Prescrire des soins minutieux de propreté, tels que : des lotions répétées à l'eau bouillie ou boriquée tiède, surtout si le chancre est souillé par l'urine ou les matières fécales ; des

(1) *Traité de la syphilis*, fasc. I, p. 218.

bains locaux au nombre de deux ou trois par jour ; des bains généraux simples ou amidonnés, au nombre de deux à trois par semaine.

5° Outre ces soins, le chancre sera pansé, soit avec des bourdonnets de charpie, soit avec de l'ouate hydrophile stérilisée, enduite d'un corps gras (pommade avec calomel, bismuth, oxyde de zinc au 1/10). Ce pansement sera changé au moins deux fois par jour et toutes les fois qu'il aura été sali.

Si le chancre est sous-prépulial, le prépuce devra être rabattu sur le gland après chaque pansement.

Enfin, dans la période dite de réparation du chancre, vers la troisième ou quatrième semaine, il sera préférable de remplacer les corps gras par des poudres inertes (bismuth, calomel, oxyde de zinc, etc.).

II. — Traitement du chancre compliqué. — Le chancre ordinaire, non compliqué, dure de quatre à six semaines environ, mais lorsqu'il survient une complication, cette durée est plus longue et le traitement varie. Parmi les complications du chancre, les unes s'exercent sur le chancre lui-même, les autres sur les organes voisins et sont dues à la présence du chancre. Les premières, qui peuvent survenir dans toutes les régions, sont l'inflammation, la gangrène et le phagédénisme. Les secondes comprennent à la verge le phimosis et le paraphimosis et, plus fréquemment au niveau des organes génitaux qu'en tout autre point, la lymphangite et le bubon. Ce dernier, qui n'est qu'un symptôme normal du chancre, ne devient une complication que dans certaines conditions.

1° Complications du chancre lui-même. — L'inflammation, la gangrène et le phagédénisme ont entre eux d'étroites relations d'origine et de dépendance et par conséquent des indications thérapeutiques communes :

1° Rechercher la cause de la complication et la supprimer si possible (fatigues physiques, régime, traitement intempestif, etc.).

2° Prescrire au malade : *a.* le repos, relatif si le chancre est très peu enflammé, absolu dans le cas contraire.

b. Des bains locaux émollients de quinze à vingt minutes de durée, trois à quatre fois par jour.

Ces bains locaux pourront être remplacés par des pulvérisations avec l'appareil de Lucas Championnière.

c. Des bains généraux, simples ou émollients, répétés, c'est-à-dire quotidiens et prolongés, c'est-à-dire de une à trois heures de durée, et à la température de 35° environ.

Le *chancre enflammé* sera pansé avec le topique le moins irritant possible, ouate hydrophile enduite de cold-cream par exemple ; la verge sera entourée d'un pansement humide permanent à l'eau blanche ou à l'eau de guimauve.

Le *chancre gangreneux*, après lavage avec du vin aromatique dilué ou une solution chloralée (5 à 10 p. 1000) ou avec tout autre antiseptique (solution étendue de sublimé, d'acide phénique, de résorcine, coaltar, etc.), sera saupoudré d'iodoforme et recouvert d'ouate stérilisée.

Quand le médecin se trouvera en présence d'un *chancre phagédénique*, il lui faudra se rappeler que le phagédénisme est souvent « capricieux » et ne supporte, au moins pendant un certain temps, que les pansements les plus anodins (eau bouillie, eau de guimauve, cold-cream). Le praticien devra donc dans ce cas surveiller attentivement son malade, tâter pour ainsi dire la susceptibilité de la lésion, se tenir toujours prêt à changer de topiques et à graduer pour ainsi dire leur application. M. le professeur Fournier conseille l'iodoforme comme le meilleur des pansements, soit en poudre si le phagédénisme est faiblement éréthique (phagédénisme gangreneux), soit en pommade faible, à 1/10, si le phagédénisme est intlammatoire. M. le Dr Gaucher adjoint aux applications iodoformées des lavages fréquents avec une solution faible (1 p. 1000) de chlorure de zinc. Il conseille même de recouvrir l'ulcération, préalablement saupoudrée d'iodoforme, de petits tampons d'ouate imbibés de la solution précédente. D'après le même auteur, il serait bon aussi, pour arrêter l'extension du phagédénisme, de toucher, à intervalles espacés, les bords de l'ulcération avec une solution de nitrate d'argent à 1/20. Nous nous sommes bien trouvés pour notre part de l'emploi de l'aristol.

Il y a trois choses dont il faut se garder autant que faire se peut :

a. D'employer toute médication irritante ou d'aventure.

b. D'enlever au bistouri ou aux ciseaux les plaques sphacélées, vu la possibilité d'hémorragies ou d'infection septique.

c. De cautériser les parties malades, soit à l'aide de substances chimiques, soit au thermo ou galvanocautère.

Ajoutons enfin que le chancre phagédénique, à l'encontre du chancre ordinaire, est d'habitude heureusement modifié par le traitement spécifique. C'est au traitement mixte (Hg et KI), administré à doses suffisantes, que l'on devra avoir recours.

2° COMPLICATIONS DUES A LA PRÉSENCE OU AU VOISINAGE DU CHANCRE. — 1° *Chancre sous-phimosique.* — Contre le phimosis, on aura recours au traitement antiphlogistique (pansements humides émollients). Contre le chancre et la balano-posthite légère qui l'accompagne ordinairement, on agira comme il suit : si le phimosis est incomplet, c'est-à-dire si le malade peut encore découvrir le gland, quoique « en forçant », on pansera le chancre à découvert comme il a été dit plus haut et on rabattra sur lui le prépuce, pourvu, toutefois, qu'il n'y ait pas danger de provoquer un paraphimosis en relevant le prépuce. Si ce danger existe, on se gardera bien de cette manœuvre et on agira comme si le phimosis était absolu. Dans ce cas, le traitement du chancre consistera en lavages anti-septiques auxquels on procédera de la manière suivante : on introduira entre le prépuce et le gland, aussi loin que pos-sible, une sonde en caoutchouc rouge n° 14 ou 15, à l'aide de laquelle on fera trois ou quatre fois par jour une injection sous-préputiale d'eau bouillie ou boriquée tiède (un verre ordi-naire environ). Si la balano-posthite concomitante prend une certaine importance, si le pus est sécrété en assez grande abondance, on joindra à l'injection précédente, qui servira de balayage, une injection modificatrice faite avec un verre à bordeaux d'une solution à 1 ou 2 p. 100 de nitrate d'argent. Les injections seront d'autant plus nombreuses et rapprochées que la suppuration sera plus abondante. Au fur et à mesure de l'amélioration, le nombre des lavages sera diminué et le titre de la solution argentique sera abaissé.

Si le chancre sous-phimosique se complique de balano-posthite avec gangrène ou imminence de gangrène, il faudra recourir immédiatement au débridement du prépuce, suivi de grandes irrigations et de pulvérisations antiseptiques associées aux pansements iodoformés, aux bains locaux et généraux.

2° *Chancre compliqué de paraphimosis.* — Dans ce cas, on emploiera d'abord pendant quelque temps le traitement anti-phlogistique, puis on tentera la réduction du paraphimosis avec lenteur et patience, en facilitant au besoin la manœuvre par quelques mouchetures aseptiques du bourrelet œdé-mateux.

Si la réduction est impossible, mais s'il n'existe pas de signe d'étranglement, si le chancre ne souffre pas, on se contentera de continuer le traitement antiphlogistique (pansements humides) en surveillant attentivement les parties malades. Si, au contraire, le chancre paraît souffrir (tuméfaction, teinte livide, menace de gangrène, etc.), il faudra de suite lever l'étranglement au bistouri.

3° *Lymphangites et bubon symptomatique.* — Le bubon symptomatique et les lymphangites qui peuvent l'accompagner sont ordinairement d'ordre aphlegmasique et ne réclament aucun traitement. Elles guérissent, en effet, d'elles-mêmes 95 fois sur 100. Il suffit de recommander au malade d'éviter tout exercice fatigant.

Quand la résolution de l'adénite traîne en longueur, le médecin prescrira au malade des bains simples ou salins, des badigeonnages iodés, voire dans certains cas quelques pointes de feu ou de petits vésicatoires volants qu'on pourra associer à une compression locale (amadou ou coton et caoutchouc).

Chez les scrofulo-tuberculeux, il sera bon d'ajouter au traitement local, le traitement général antistrumeux (huile de foie de morue, iodure de fer, etc.).

Dans les cas relativement rares où l'adénite devient aiguë, soit qu'elle ait pour cause un chancre enflammé, soit qu'elle provienne de la concomitance des chancres simples, on mettra le malade au repos absolu et on emploiera le traitement antiphlogistique (pansements humides, bains, etc.).

Enfin si la glande vient à suppurer, le traitement chirurgical est de rigueur. On aura recours soit à l'incision simple, soit à l'incision suivie de curettage (abcès froid ganglionnaire).

III. — **Traitement spécial à quelques chancres.** — 1° CHANCRES DE L'URÈTRE. — Le chancre intra-urétral est ordinairement très bénin et guérit seul. Toutes les indications thérapeutiques se réduisent, pour ainsi dire, à rendre l'urine moins irritante (régime, boissons abondantes).

Le chancre du méat, au contraire, est « un mauvais chancre, particulièrement dangereux et prédisposé à l'inflammation et au phagédénisme » (Fournier). Il est en effet, par sa situation même, exposé à être constamment irrité à chaque miction et difficile à panser. Ici, les soins de propreté doivent être plus minutieux et plus fréquents. Les pansements, qui devront être changés après chaque miction, seront fixés soit par un petit fourreau de toile, soit par un condom attaché à un suspensoir. A la moindre menace de complication, le malade sera tenu au lit.

. Pour prévenir l'atrésie de l'urètre ou du méat, possible pour peu que le chancre soit ulcéreux, il sera bon, au moment de la période de réparation, d'introduire dans le canal de petits cylindres d'ouate comprimée, enduits d'une pommade inerte (vaseline simple, cold-cream, etc.). Lorsque la cicatrisation sera achevée, la dilatation graduelle à l'aide de bougies, le débridement au besoin seront employés pour remédier au rétrécissement.

. 2° CHANCRES DE L'ANUS ET DU RECTUM. — Le chancre du canal de l'anus et celui du rectum exigent un certain nombre de précautions dont les principales sont les suivantes :

a. Empêcher la constipation.

b. Après chaque selle, faire des lavages prolongés de l'anus, suivis d'un pansement immédiat.

c. Pour éviter l'irritation du chancre par les matières fécales, on pourra aussi recommander au malade de prendre avant chaque selle un lavement huileux et de faire immédiatement avant la défécation des onctions graisseuses sur tout le pourtour de l'anus.

Les suppositoires et les mèches iodoformés associés aux anesthésiques locaux (cocaïne, menthol, opium, belladone, etc.) sont de mise comme moyens de pansement dans le chancre du canal de l'anus qui prend si souvent l'aspect fissurique.

Les grands lavements simples ou émollients, et, en cas de douleurs vives, les grandes irrigations chaudes d'eau chloralée à 1 p. 100 (Campenon), faites avec une sonde à double courant, peuvent rendre de grands services dans les cas de chancre rectal.

Enfin ici, comme pour l'urètre, on ne devra pas perdre de vue la possibilité d'un rétrécissement anal ou rectal, et on surveillera attentivement la cicatrisation de la lésion.

3° CHANCRES DU COL UTÉRIN. — Le chancre du col utérin ou de la partie profonde du vagin, qui passe si souvent inaperçu, est ordinairement, comme celui du canal de l'urètre, un chancre bénin guérissant rapidement. Des injections antiseptiques biquotidiennes, associées au besoin à l'application de tampons iodoformés, sont des moyens de traitement largement suffisants.

4° CHANCRES DE LA CAVITÉ BUCCALE. — Le traitement des

chancres de la cavité buccale et du pharynx consiste, en outre de la suppression de tout irritant (alcool, tabac, épices), en lavages et gargarismes fréquemment répétés avec des solutions antiseptiques faibles (eau boriquée, eau oxygénée diluée à 1/4). Dans le cas de chancres couenneux, on adjoindra aux moyens précédents des attouchements au nitrate d'argent (crayon ou de préférence solution à 1/5).

5° CHANCRES CUTANÉS. — Des lotions à la liqueur de Van Swieten ou à l'eau boriquée, suivies de l'application de sparadrap de Vigo, d'emplâtre rouge de Vidal ou simplement de taffetas anglais, constituent le mode de traitement le plus simple et ordinairement suffisant des chancres cutanés en général.

En cas de complications, ce qui a été dit plus haut, à propos du chancre de la verge, s'applique évidemment aux chancres des autres régions.

2. — TRAITEMENT LOCAL DES ACCIDENTS SECONDAIRES ET TERTIAIRES.

1° **Traitement des syphilides cutanées.** — On peut avoir affaire au point de vue thérapeutique à trois types de syphilides cutanées : 1° le type *sec* (érythémateux ou papuleux) ; 2° le type *érosif* ou suintant ; 3° le type *ulcéreux*.

1° *Type sec.* — D'une façon générale, le traitement local consiste ici surtout en simples soins de *propreté* de la peau et en l'administration, deux ou trois fois par semaine, de bains simples ou amidonnés. Quand on se trouve en face d'une syphilide papuleuse ou papulo-squameuse à petits grains (lichen syphilitique, acné syphilitique) en placards, on peut appliquer sur ceux-ci des bandelettes ou un carré de taffetas de Vigo ou d'emplâtre rouge de Vidal qui joint à son effet protecteur celui d'une mercurialisation locale.

Lors de syphilides tertiaires tuberculeuses (syphilides tuberculeuses sèches), le même traitement sera employé localement. On se conduira de même vis-à-vis des gommes à leur période de crudité.

La syphilide pigmentaire (syphilide pigmentaire du col, leuco-mélanodermies), accident parasyphilitique si rebelle au traitement général, n'est guère justiciable que du traitement des pigmentations cutanées en général et de l'application de fards palliatifs.

2o *Type érosif ou suintant*. — Les syphilides érosives ou papulo-érosives de la peau, ou plaques muqueuses cutanées, sont l'apanage des régions qui sont le siège de transpirations locales ou d'humidité permanente, telles que le pli de l'aisselle, le pli de l'aîne, le pli génito-crural, les plis interdigitaux, etc. Les plaques muqueuses interdigitales, provoquées, entretenues et enflammées par la marche et la malpropreté, peuvent s'accompagner de lymphangite réticulaire ou même linéaire et d'adénites dues à des infections secondaires de la plaie ou de l'érosion tégumentaire. Le repos, les bains, les pansements humides seront employés pour combattre ces complications de toute plaie ordinaire. Contre les plaques interdigitales elles-mêmes, on pratiquera d'abord l'*asepsie* de la peau (bains, lavages), puis l'*isolement* des surfaces à l'aide de gaze aseptique ou de coton hydrophile enduit de pommade au calomel à 1/10. Lorsque l'inflammation sera calmée et que la douleur aura disparu, on remplacera la pommade par une poudre sèche (calomel, oxyde de zinc, talc, bismuth, etc.). Chaque pansement sera fait au moins une fois par jour.

L'isolement et l'assèchement des parties constitueront, de même, le meilleur traitement local des syphilides papulo-érosives de l'aisselle, du pli sous-mammaire (femmes, obèses), du pli inguinal. Quelques attouchements au nitrate d'argent hâteront aussi leur régression.

Quant aux syphilides des plis génito-cruraux, du pli interfessier, nous verrons plus loin (syphilides génitales et périgénitales) le traitement qu'il convient de leur appliquer.

3° *Type ulcéreux*. — Dans ce type rentrent les syphilides pustuleuses (impétigo syphilitique), les syphilides pustulo-ulcéreuses (ecthyma syphilitique), les syphilides tuberculo-croûteuses et les véritables ulcérations (syphilides tuberculo-ulcéreuses et ulcérations gommeuses). Outre les soins d'hygiène générale de la peau (grands bains simples, amidonnés ou naphtolés — se méfier des bains de sublimé à cause d'intoxication possible, vu l'état dénudé des téguments), le traitement local de ces divers accidents sera le suivant :

Lorsque les éléments éruptifs seront recouverts de croûtes molles et minces, il sera bon de faire d'abord tomber ces croûtes à l'aide des moyens ordinaires tels que cataplasmes de fécule froids, onctions vaselinées, etc. ; puis, une fois les croûtes tombées, les ulcérations seront lotionnées avec une solution de sublimé à 1/1000 et pansées avec un morceau d'emplâtre de Vigo ou de taffetas rouge de Vidal.

Si les croûtes sont épaisses et adhérentes (syphilides tuberculo-crustacées, rupia syphilitique), on appliquera sur elles un pansement occlusif à l'aide de bandelettes de diachylon ou d'emplâtres précédents (de Vigo, de Vidal). Ces bandelettes seront imbriquées de façon à se recouvrir les unes les autres, d'un tiers de leur largeur environ ; on veillera à ce qu'elles adhèrent autant que possible à toute la surface du placard dont elles devront dépasser les limites. Sous l'influence de ce pansement, les croûtes se ramollissent et se désagrègent au bout d'un temps variable avec leur épaisseur et leur consistance. Lorsqu'elles sont tombées, il reste à leur place une surface tantôt déjà cicatrisée, tantôt plus ou moins ulcérée, sur laquelle on continue à appliquer le même pansement jusqu'à la guérison complète.

Contre les gommes ulcérées et les syphilides tuberculo-ulcéreuses, on aura recours au traitement précédent (pansement occlusif avec des bandelettes de Vigo). Si la suppuration est abondante, le pansement sera fait au moins une fois par jour, et les ulcérations seront chaque fois lavées à la liqueur de Van Swieten. Dans le cas où la sécrétion de pus est nulle ou légère, le pansement peut rester en place un temps plus ou moins long, en moyenne deux ou trois jours. Au pansement précédent, on peut substituer, après désinfection de la plaie (lavage au savon et lotion au sublimé), un pansement antiseptique ordinaire, par exemple l'application de poudre d'iodoforme, de gaze iodoformée et de coton hydrophile. Ce dernier pansement, moins simple que le premier, ne présente aucun avantage ordinairement sur lui et souvent même réussit moins bien. Si la plaie cutanée se complique de lymphangite, il est bien entendu que c'est au traitement antiphlogistique (bains, pansements humides) que l'on devra s'adresser tout d'abord.

Au moment de la cicatrisation, si la plaie reste atone, on pourra exciter le bourgeonnement à l'aide d'attouchements à la teinture d'iode, voire au naphtol camphré. Si au contraire le bourgeonnement est exubérant, des cautérisations au nitrate d'argent ou au crayon de zinc (attouchements d'abord au nitrate d'argent, puis au bâton de zinc) seront indiquées.

Enfin, dans certains cas, quand la néoformation gommeuse

s'est produite au niveau d'une surface osseuse (face interne
du tibia, cuir chevelu, etc.), il arrive que la réparation de la
plaie soit empêchée et que la suppuration soit entretenue par
la présence d'un séquestre osseux ; il faut alors avoir recours
à une intervention chirurgicale (grattage, etc.).

Le phagédénisme des ulcérations tertiaires sera l'objet de
soins locaux, analogues à celui du chancre phagédénique.

2º **Traitement des syphilides bucco-pharyngées.** — Nous ne
reviendrons pas ici sur le traitement prophylactique de ces
accidents si fréquents de la syphilis, tels que suppression du
tabac, de l'alcool, des mets épicés, etc.

1º Les *syphilides bucco-pharyngées secondaires* ou plaques
muqueuses buccales peuvent être érosives ou subulcéreuses.
Elles constituent dans la grande majorité des cas, au cours
de la maladie, un incident ordinairement passager et cédant
facilement à de simples soins d'hygiène buccale, tels que gargarismes boriqués, chloratés, phéniqués faibles, oxygénés, etc.,
associés à quelques attouchements quotidiens ou tous les deux
jours, à la teinture d'iode. Mais, dans certains cas, le nombre
de ces syphilides et leur persistance deviennent pour le malade un véritable fardeau et pour son entourage une menace
perpétuelle de contagion. On doit alors diriger contre elles un
minutieux traitement. En premier lieu, il faudra, si possible,
rechercher la cause, locale d'habitude, qui appelle et entretient ses manifestations, de manière à la faire disparaître ou à
pallier ses effets. Un redoublement de soins hygiéniques
(dents, etc.), une surveillance étroite des mauvaises habitudes
et quelquefois des habitudes professionnelles amèneront souvent la suppression complète de tout irritant alimentaire,
mécanique ou chimique. Les plaques muqueuses existantes
seront en outre touchées énergiquement avec le nitrate d'argent. Cette cautérisation ne devra pas être trop fréquente
(tous les deux ou trois jours); elle aura soin de porter aussi
sur ces petites plaques fissuraires des commissures labiales
que leur situation rend parfois assez rebelles au traitement, et,
en même temps, très dangereuses pour l'entourage du malade.
Pour les syphilides pharyngées, il sera bon de préférer la
solution argentique (au 1/10 ou au 1/5) au crayon. Celui-ci en
effet peut se casser et être avalé par mégarde. D'autre part,
et c'est une remarque applicable à tous les accidents spécifiques, il faut se méfier du crayon de nitrate d'argent, qui

peut être employé dans la suite par erreur ou par oubli chez des individus non syphilitiques, et les contaminer.

Dans les cas où l'on a affaire à des plaques muqueuses subulcéreuses, ou à des syphilides tenaces sur lesquelles le nitrate d'argent a échoué, il est quelquefois nécessaire de faire des cautérisations avec le *nitrate acide de mercure*. C'est avec les *plus grandes précautions* qu'il faudra manier cet agent. Outre sa causticité extrême, il possède encore la faculté de pouvoir déterminer, quand son application a été un peu trop étendue, des accidents d'hydrargyrisme. On a vu de plus une simple gouttelette de liquide, lors de cautérisations de syphilides pharyngées, produire en tombant dans le larynx un accès de suffocation grave pouvant même être rapidement mortel. Pour se servir de ce topique, il faudra donc rejeter tout pinceau quel qu'il soit, tout tampon même, et surtout la baguette de verre, qui ne retient pas le liquide, et n'employer qu'une mince baguette de bois à bout pointu ou plus ou moins arrondi, suivant la surface que l'on voudra toucher.

Il sera bon aussi, dans ce cas, de ne pas cautériser trop de points malades dans la même séance, de crainte de déterminer une trop vive réaction inflammatoire. De même l'attouchement se fera légèrement, sans appuyer.

2° Les *manifestations tertiaires de la syphilis bucco-pharyngée* affectent surtout la langue et la cloison palatine. Les formes anatomiques, sous lesquelles elles se présentent, sont la sclérose et la gomme quelquefois isolées, souvent associées. Contre les *manifestations scléreuses*, le traitement local est de peu d'importance. A la langue cependant, il se produit souvent dans les sillons déterminés par la sclérose des fissures fort douloureuses spontanément et au moindre contact, fissures qui, infectées continuellement par la salive, les débris alimentaires, etc., peuvent être le point de départ d'une glossite inflammatoire horriblement douloureuse. Dans ce dernier cas où les aliments liquides, le lait en particulier, sont seuls tolérés par le malade, les *bains de bouche* fréquemment répétés, avec de l'eau de guimauve boriquée ou non, constituent la médication calmante par excellence, à laquelle pourront s'ajouter des badigeonnages avec une solution de chlorhydrate de cocaïne à 1/100 ou à 1/50. Quand l'éréthisme inflammatoire sera calmé, on substituera aux bains émollients, des gargarismes ou des lavages de la bouche à l'aide d'un bock irrigateur et d'eau bouillie ou d'eau boriquée. On activera de plus la cicatrisation des fissures par des attouchements au nitrate d'argent. C'est ici que la surveillance de l'alimentation et la suppression absolue de l'alcool et du tabac seront de rigueur.

Lors d'*ulcérations gommeuses* et surtout de ces ulcérations phagédéniques, qu'accompagne si souvent, chez les malades, pour qui l'hygiène buccale est inconnue, une glossite infectieuse avec énorme tuméfaction de la langue, exulcérations secondaires et sphacèle, l'antisepsie de la cavité buccale sera surtout réalisée par de grands lavages faits deux ou trois fois par jour avec une solution tiède boriquée à 3 p. 100 ou mieux une solution d'eau oxygénée suivant la formule suivante :

> ℞ Eau oxygénée (H^2O^2) à 12 volumes.....   1 partie.
> Eau bouillie.................... 2 ou   3 parties.

Les ulcérations spécifiques et non spécifiques des gencives, etc., seront avant chaque lavage touchées à la teinture d'iode. Entre temps, si la tuméfaction de la langue ne l'en empêche pas, le malade prendra des bains de bouche ou se gargarisera avec la même solution. Plus tard, on aura, si besoin est, recours aux attouchements avec le crayon de nitrate d'argent.

Dans le cas de gommes de la cloison palatine ou du pharynx, on adjoindra aux lavages buccaux des lavages de la cavité naso-pharyngienne faits comme précédemment.

Lors de perforation de la voûte palatine ou du voile du palais, si la perte de substance est petite, on pourra essayer de la combler en touchant légèrement ses bords avec le nitrate acide de mercure. Si la perforation est plus large, c'est à un appareil prothétique qu'il faudra avoir recours.

Les adhérences, les cicatrisations vicieuses, les rétrécissements possibles à la suite des destructions néoplasiques gommeuses, sont du ressort de la chirurgie.

Nous ne pouvons ici insister sur le traitement local à employer contre ces formes de *sclérose épithéliale*, si fréquentes chez les vieux syphilitiques, et que l'on désigne sous le nom de leucoplasie. Leur traitement d'ailleurs est très incertain et peut se résumer en ces mots : propreté buccale et suppression de tout irritant, en première ligne du tabac.

3° Traitement des syphilides génitales et périgénitales. —
Le gland, le scrotum, le pli génito-scrotal chez l'homme ; la
vulve aussi bien sur sa face muqueuse que sur sa face cutanée,
chez la femme, l'anus et le périnée dans les deux sexes et
principalement dans le sexe féminin, sont, dans la période
secondaire de la syphilis, des sièges de choix, pour ainsi dire,
des accidents éruptifs. La malpropreté, les frottements répétés, les sécrétions cutanées, les écoulements urétraux ou
vaginaux, sont autant de points d'appel pour ces manifestations
et les causes principales du développement et de la persistance
parfois extraordinaires que les éléments papuleux prennent en
ces régions. Une bonne part du traitement devra donc être
dirigée contre elles. Les bains généraux et locaux, la protection
et l'asséchement des surfaces sécrétantes, les injections vagi-
nales trouveront ici une indication de premier ordre.

Contre les syphilides vulvaires et périvulvaires, le traitement
qui donne les meilleurs résultats consiste en des lotions biquotidiennes des régions malades avec la liqueur de Labar-
raque (chlorure de soude liquide), coupée aux deux tiers d'eau
bouillie. Ces lotions sont faites avec des tampons de coton
hydrophile imbibés de cette solution, puis les parties sont
saupoudrées largement sans être essuyées, avec de la poudre
d'oxyde de zinc. Le tout est recouvert d'ouate hydrophile et
fixé par un bandage en T. Entre les lèvres de la vulve, il faut
avoir soin de placer une plaque de coton recouvert du même
topique, afin d'empêcher autant que possible le frottement et
l'irritation des surfaces muqueuses en regard l'une de l'autre
et le développement consécutif de syphilides à leur niveau.
On attribue généralement les bons effets de ce traitement à la
production *in situ* de chlorure de zinc qui exercerait une
action caustique sur les éléments éruptifs. Il est bon d'ajouter
que la poudre de talc, la poudre de bismuth, etc., remplissant
les mêmes indications d'asséchement et d'isolement des surfaces, donnent des résultats identiques.

Il arrive, et non rarement, que chez les femmes, surtout celles
qui sont atteintes de vaginite et à qui les notions les plus élémentaires de la propreté font défaut, les syphilides prennent
un développement exagéré. Ces syphilides *papulo-hypertro-
phiques* (condylomes plats) forment parfois par leur confluence
une véritable cuirasse, une *nappe muqueuse* en garniture, re-
couvrant toute la région comprise entre les faces internes

des deux cuisses d'une part, le pénis et l'anus de l'autre.

Le traitement énoncé plus haut devient alors insuffisant et il est nécessaire de lui adjoindre des cautérisations au nitrate d'argent ou même au nitrate acide de mercure. Les badigeonnages au nitrate d'argent seront faits largement et tous les deux ou trois jours, soit avec le crayon, soit et de préférence avec la solution au 1/5 qu'il est plus facile de manier dans ces régions. Si l'on a recours au nitrate mercurique, les précautions sur lesquelles nous avons insisté précédemment devront être observées également ici. Ce caustique ne devra être employé que par places et légèrement pour éviter les accidents d'hydrargyrisme, la réaction inflammatoire parfois violente à laquelle il peut donner lieu, ainsi que les pertes de substance résultant d'une cautérisation trop forte.

Les plaques muqueuses de l'anus et du gland seront traitées comme celles de la vulve par des lotions au chlorure de soude et la poudre d'oxyde de zinc. De légers attouchements au nitrate d'argent en cas de ténacité ou de développement excessif, des pansements à la pommade au calomel au cas où les poudres seraient mal tolérées, suffisent ordinairement comme moyens thérapeutiques.

Les *syphilides ulcéreuses* et les ulcérations tertiaires gommeuses seront traitées par les applications d'iodoforme ou d'aristol en poudre ou en pommade.

4° **Traitement de quelques accidents spéciaux.** — 1° Onyxis et périonyxis. — L'*onyxis* proprement dit ne réclame aucun traitement spécial.

Le *périonyxis*, au contraire, demande des soins variables avec la forme devant laquelle on se trouve. Lorsqu'il s'agit de *périonyxis sec*, on peut se contenter de protéger la ou les phalanges affectées, à l'aide d'un pansement occlusif avec du sparadrap diachylon ou de Vigo. Cet emplâtre sera maintenu en place par un doigtier.

Le *périonyxis inflammatoire* sera traité au début par des bains locaux (maniluves, pédiluves) tièdes, légèrement antiseptiques (boriqués, au sublimé faibles) et des pansements humides également boriqués. Plus tard, quand l'inflammation sera calmée, on agira comme dans le périonyxis sec.

Le *périonyxis ulcéreux* est justiciable de soins divers selon l'état de l'ulcération. Si celle-ci est enflammée, on se conduira comme dans le périonyxis inflammatoire ; si elle est atone, on activera son bourgeonnement par des attouchements à la teinture d'iode; si les bourgeons charnus sont au contraire exubérants, les cautérisations avec le nitrate d'argent trouveront leur indication. On enlèvera l'ongle s'il tarde à se détacher et forme obstacle à la cicatrisation.

Les caustiques chimiques et le fer rouge ne doivent jamais être employés, au moins d'emblée, contre la lésion.

Enfin le repos absolu, dans les formes inflammatoires et ulcéreuses et quand la lésion siège au pied, sera ordonné au malade.

2° Syphilides psoriasiformes palmaires et plantaires. — Les syphilides palmaires et plantaires dans leur forme moyenne ne réclament guère, comme traitement local, que des bains émollients associés à des onctions avec une pommade quelconque (calomel par exemple), afin d'éviter les craquelures douloureuses des téguments.

Au contraire, lorsqu'on se trouve en présence de cette forme intense désignée sous le nom de psoriasis palmaire ou plantaire syphilitique, forme dans laquelle les téguments sont épaissis et sillonnés de crevasses et de fissures très douloureuses, le traitement local devient de toute nécessité et doit-être l'objet de soins minutieux. Voici ce qu'en pareil cas conseille M. le professeur Fournier.

1° Une ou deux fois par jour, douche de vapeur locale ou fumigation locale.

2° Pansement permanent de toutes les fissures avec des bandelettes de taffetas de Vigo, renouvelées matin et soir.

3° Le soir, onctions de tous les placards éruptifs avec une pommade mercurielle (onguent napolitain, calomel). On peut remplacer l'onction par l'application sur les placards de bandelettes de Vigo.

4° Le matin, savonnage et au besoin bain de son tiède et local, puis renouvellement du pansement maintenu en place par un gant.

Les soins de propreté ainsi pratiqués et l'occlusion permanente des crevasses empêchent leur inflammation et calment parfaitement les douleurs.

IX. — MÉDICATIONS AUXILIAIRES DANS QUELQUES FORMES.

Le mercure et l'iodure de potassium, tout en étant sans contestation possible les médicaments spécifiques de la syphilis, se trouvent cependant parfois insuffisants pour assurer à eux seuls la guérison complète de telle ou telle manifestation, symptôme ou complication. Il devient alors nécessaire de leur adjoindre une médication appropriée auxiliaire.

Sans passer en revue tous les cas dans lesquels une telle médication peut être indiquée, je m'arrêterai toutefois à quelques-uns d'entre eux qui sont loin d'être rares et pourront servir de démonstration.

1° Certaines *formes de syphilis* (*syphilis malignes précoces, syphilis des débilités, syphilis des vieillards*) opposent quelquefois au mercure une résistance tenace. On dirait que l'individu soit devenu incapable de réagir au traitement spécifique. En pareille occurrence, si l'on vient à relever les forces du malade, à le tonifier, on observe, parallèlement ou consécutivement à la mise en œuvre de la médication secondaire, l'apparition ou l'augmentation des effets de la médication primitive. Parmi les moyens les plus énergiques qu'il nous soit donné d'utiliser dans ce but, les *injections de sérum artificiel* occupent un tout premier rang. Le Dr Augagneur (de Lyon) en a obtenu, dans un grand nombre de cas, de merveilleux résultats. On pourra s'adresser comme lui, soit au sérum de Hayem à la dose hebdomadaire ou bi-hebdomadaire de 300 à 600 grammes, soit au sérum de Chéron en injections quotidiennes ou plus espacées de 20, 40, 50 ou même 100 centimètres cubes, selon la gravité de l'état général et la fréquence des injections.

Dans certains *états neurasthéniques*, compagnons si fréquents de la syphilis, dans quelques cas de *phagédénisme* ou de *syphilides persistantes* coïncidant avec un état de débilitation plus ou moins marqué du malade, dans certains cas d'*anémie syphilitique*, ces injections pourront également rendre de grands services.

Aux injections de sérum s'ajoutent, lorsque l'état du malade n'en contre-indique pas l'emploi, les diverses *méthodes hydrothé-*

rapiques, notamment les douches froides qui constituent un des toniques les plus puissants du système nerveux.

2° Dans les cas précédents, la médication auxiliaire s'adresse à l'état général ; dans le suivant, nous allons la voir nécessitée par l'état local. Je prends comme exemple le traitement de l'*iritis syphilitique*. Dans une telle circonstance, quel médecin croirait avoir assez fait pour son malade en lui prescrivant, même à bonnes doses, uniquement du mercure et de l'iodure de potassium ? Ne devient-il pas absolument nécessaire, pour conserver autant que possible à la vision un bon fonctionnement, d'instituer et le plus tôt possible, avant même le traitement spécifique, un traitement local approprié ? Il faudra donc, pour empêcher la formation de synéchies postérieures, instiller dans l'œil malade, deux, trois ou même quatre fois par jour, suivant les difficultés de la dilatation pupillaire, deux gouttes d'un collyre à l'atropine tel que le suivant par exemple :

℞ Sulfate neutre d'atropine......   3 centigrammes.
 Eau distillée.................   10 grammes.

dont on surveille d'ailleurs attentivement l'emploi (excès de tension oculaire).

Les émissions sanguines locales, l'application de compresses chaudes rendront également des services.

Plus tard, la période aiguë passée, il pourra être indiqué, par l'existence de synéchies, d'essayer de les détruire en provoquant d'un jour à l'autre la dilatation et la rétraction pupillaires, à l'aide du collyre précédent alternant avec le suivant :

℞ Sulfate neutre ou bromhydrate d'ésérine.   3 centigr.
 Eau distillée.........................   10 grammes.

I à II gouttes *pro die*.

Cette indication, je m'empresse de l'ajouter, regarde plus l'ophtalmologiste que le syphiligraphe.

3° Voici encore un exemple, mais dans lequel la médication auxiliaire n'est plus une nécessité et devient simplement utile ; je veux parler de l'*alopécie* qui accompagne si souvent l'explosion des accidents secondaires. Elle guérit toujours sous la seule influence du traitement spécifique ; dans quelques cas, cependant, il arrive qu'elle prend des proportions considérables et met de ce fait un temps souvent fort long à disparaître. Autant pour occuper et satisfaire le malade, que pour faciliter et exciter la repousse des cheveux, il sera utile de prescrire un traitement particulier. On ordonnera par exemple matin et soir sur le cuir chevelu des frictions avec une brosse à dents et une lotion excitante, celle-ci par exemple :

    ℞ Bichlorure d'hydrargyre......   20 centigrammes.
        Acide acétique cristallisable..   V gouttes.
        Alcool à 90°.................   200 grammes.

auxquelles on adjoindra tous les soirs des onctions avec une pommade au calomel, au turbith minéral ou à l'acide salicylique. Exemple :

    ℞ Turbith minéral ou calomel........   1 gramme.
        Vaseline.........................   30 grammes.
        Acide salicylique................   0gr, 50
        Vaseline.........................   25 grammes.

D'autres accidents pourront encore demander un traitement spécial, telles des ulcérations laryngées nécessitant des attouchements au nitrate d'argent ou tout autre topique et, dans quelques cas heureusement exceptionnels, une intervention plus grave, comme la trachéotomie, etc.

En résumé, toute ou presque toute manifestation de la syphilis est susceptible d'imposer au médecin des indications thérapeutiques particulières concernant non seulement le traitement spécifique, mais encore un traitement auxiliaire qui peut, dans certains cas, occuper un rang égal et même supérieur au premier.

X. — TRAITEMENT DE LA SYPHILIS INFANTILE.

Bien que le traitement de la syphilis ne diffère pas sensiblement chez l'enfant et chez l'adulte, je crois qu'il est utile de l'étudier dans un chapitre particulier, en raison surtout des considérations se rattachant à l'hérédo-syphilis.

La syphilis de l'enfant peut être acquise ou héréditaire.

La syphilis acquise, qui, sans être très commune, est loin

d'être exceptionnelle, a des symptômes et une évolution analogues à la syphilis de l'adulte.

La syphilis héréditaire, plus fréquente et qu'on distingue de l'acquise par l'absence de l'accident primitif, peut se manifester de façon précoce ou tardivement.

La syphilis héréditaire précoce est celle qui existe au moment de la naissance ou apparaît de la naissance au troisième mois et se traduit d'emblée par des accidents constitutionnels, généralisés, cutanés, muqueux et viscéraux.

. La syphilis héréditaire tardive se présente toujours sous la forme d'accidents de modalité tertiaire. Elle peut avoir été précédée des symptômes de la syphilis héréditaire précoce, mais aussi l'accident tertiaire (gomme, exostose, syphilide tuberculeuse) sous lequel elle apparaît peut être le premier de tous et ne se montrer qu'à un âge parfois très avancé.

Enfin on peut observer chez l'enfant, indépendamment des accidents vrais de la syphilis, ou parallèlement à eux, un certain nombre de lésions, de malformations, d'arrêts de développement, constituant la parasyphilis héréditaire et dont je ne m'occuperai pas ici, puisqu'elles sont des troubles d'évolution remontant à la vie intra-utérine et par conséquent inaccessibles au traitement, si ce n'est à celui des ascendants.

J'étudierai donc successivement les traitements : 1° de la syphilis héréditaire précoce, applicables d'ailleurs à la syphilis acquise de l'enfant en bas âge; 2° de la syphilis héréditaire tardive.

Mais auparavant j'exposerai en quelques mots les mesures prophylactiques que le médecin peut et doit prendre contre l'hérédo-syphilis (syphilis vraie, parasyphilis).

Prophylaxie de la syphilis héréditaire. — Les mesures prophylactiques à la disposition du praticien ont trait à deux ordres de faits, savoir :

1° L'admission au mariage des syphilitiques ;

2° Le traitement de la mère pendant la grossesse.

1° *Admission au mariage des syphilitiques.* — Le médecin ne devra donner l'autorisation de se marier qu'au syphilitique remplissant les conditions suivantes (1) :

1° Absence d'accidents spécifiques actuels.

2° Age avancé de la diathèse (cinq ans).

(1) A. Fournier, *Syphilis et Mariage.*

3º Période de trois mois au moins d'immunité absolue depuis les derniers accidents.

4º Caractère non menaçant de la maladie.

5º Traitement spécifique suffisant (Voy. *Traitement de fond*).

2º *Traitement de la mère pendant la grossesse*. — Seul capable, dans certains cas, d'éviter de véritables catastrophes, il a donné lieu à de nombreuses discussions portant presque exclusivement sur son indication. Il est évident qu'il ne saurait y avoir aucun doute sur la nécessité de prescrire le traitement, quand on se trouve en présence d'une femme grosse en pleine évolution de syphilis, ou ayant eu précédemment plusieurs grossesses toutes terminées par des avortements ou la naissance d'enfants mort-nés ; il en est de même, s'il s'agit d'une primipare saine, dont le mari est un syphilitique récent, mal traité, *à fortiori* s'il est en puissance d'accidents. Mais à côté de ces cas, il en est d'autres nombreux sur lesquels les avis diffèrent. Tandis que pour les uns il faut traiter toujours et quand même, pour les autres (Fournier) il faut pratiquer l'intervention rationnelle basée sur un certain nombre de circonstances telles qu'avortements antérieurs ou grossesses normales, syphilis jeune et mal traitée ou vieille et bien traitée, etc. Quoi qu'il en soit, on peut dire *que toutes les fois qu'il persiste le moindre doute à ce sujet, il faut instituer le traitement.*

Celui-ci sera appliqué *le plus tôt possible*, car plus on se rapproche du début de la grossesse, plus on peut être sûr d'atteindre le but visé, qui est la préservation de l'enfant. Jusqu'au cinquième mois, on peut conserver de l'espoir, mais, si le traitement n'intervient que plus tard, on a peu de chances de le voir aboutir.

Quant à la nature du traitement, il ne saurait y avoir aucune hésitation ; c'est dans tous les cas *au traitement mercuriel* qu'il faut s'adresser.

Quelle que soit la méthode employée, des *doses moyennes et même relativement faibles* (ex. : 0^{gr},025 à 0^{gr},05 de HgI en pilules) suffisent à produire le résultat cherché : c'est un fœtus et non un adulte qu'il s'agit en effet de protéger.

Le traitement sera continué pendant toute la durée de la grossesse, avec (Fournier) ou sans (Pinard) repos de dix jours par mois.

L'iodure de potassium n'est en aucune façon nécessaire ; néanmoins certains médecins l'administrent concurremment ou alternativement avec le mercure; mais c'est à ce dernier seul qu'il faut attribuer les résultats obtenus.

1. — TRAITEMENT PROPREMENT DIT DE LA SYPHILIS HÉRÉDITAIRE PRÉCOCE.

L'enfant issu de parents syphilitiques peut naître absolument bien portant au moins d'apparence et ne présenter les symptômes de l'hérédo-syphilis (coryza, syphilides cutanées, etc.) qu'au bout d'un temps plus ou moins long dont on a fixé la limite à trois mois, bien qu'elle ne dépasse ordinairement pas trois semaines.

Le médecin peut donc se trouver en présence d'un enfant simplement suspect de syphilis par son origine ou d'un enfant nettement syphilitique. Quel sera son rôle dans l'un et l'autre cas ?

1° **Enfant sain mais suspect.** — Ne pas donner le traitement spécifique, *attendre et surveiller* l'enfant, voilà ce qu'il faut faire. Il est bien entendu qu'on devra, autant que possible, le mettre dans les meilleures *conditions hygiéniques* au point de vue de la propreté, de l'aération, de l'alimentation. Relativement à celle-ci, il est *de toute nécessité de ne pas confier le nouveau-né suspect à une nourrice* : c'est la mère qui doit le nourrir elle-même. Si, pour une raison ou pour une autre, celle-ci ne peut donner le sein à son enfant, il faudra avoir recours à l'alimentation artificielle (biberon, cuiller, pis d'un animal). Dans ce dernier cas même, il sera prudent de ne pas laisser le nourrisson aux soins d'une mercenaire, à moins qu'elle n'ait été prévenue de son état et des craintes qu'il inspire.

2° **Enfant syphilitique.** — Il n'y a pas à hésiter ici, le traitement spécifique doit être institué promptement et énergiquement : 1° *promptement*, c'est-à-dire dès la naissance ou dès les premiers symptômes (coryza, syphilides périnasales, péribuccales); 2° *énergiquement*, pour cette double raison que « la maladie est forte et l'enfant faible » (Diday). Le traitement sera donc appliqué *à l'enfant lui-même,* car on ne pourrait assez répéter que le traitement indirect par la mère seule est notoirement insuffisant : ce n'est qu'une expectation déguisée, et même plus, un véritable meurtre ; il sera, en outre, donné à *doses suffisantes*, et je dirai tout à l'heure lesquelles il convient d'administrer.

Comme chez l'adulte, ce traitement comprend le mercure et l'iodure de potassium.

1° TRAITEMENT MERCURIEL. — Les modes d'administration du mercure chez l'enfant ne diffèrent pas de ceux que j'ai précédemment décrits; je crois donc inutile d'y revenir. J'indiquerai seulement quelques points particuliers de leur emploi.

Il faut d'abord bien se pénétrer de ce fait que *l'enfant tolère admirablement le mercure*. Chez lui, on n'a pas à craindre la stomatite, et les autres symptômes de l'hydrargyrisme sont exceptionnels, même avec des doses relativement très fortes.

Ceci dit, les deux méthodes de traitement mercuriel actuellement en faveur contre la syphilis du bas âge sont les *frictions* d'une part, *l'ingestion de liqueur de Van Swieten* de l'autre (la méthode pilulaire inapplicable à cet âge peut, au contraire, être utilisée dans les cas de syphilis acquise survenue passé cinq ou six ans).

Les *frictions* sont faites, comme chez l'adulte, quotidiennement, avec une dose d'onguent napolitain de 1 gramme au début, mais qu'on peut avec avantage porter rapidement à 2 grammes et même à 3 en cas de besoin.

La *liqueur de Van Swieten* est donnée par gouttes, dans un peu de lait, de sirop ou d'eau sucrée; le nombre de gouttes est en moyenne de :

XX à XL *pro die* pendant le 1er mois et progressivement
XL à LX   —   —   2e   —   —   , etc.

On fractionne ces doses en deux ou trois prises.

Chacune de ces deux méthodes a ses partisans. Elles donnent l'une et l'autre, en effet, de bons résultats, mais la première, celle des *frictions*, a sur la seconde un avantage de premier ordre : celui de ménager le tube digestif, point capital quand il s'agit d'un nourrisson, surtout quand ce nourrisson est syphilitique, c'est-à-dire soumis à une des causes les plus intenses, peut-être la plus intense, d'affaiblissement et de dénutrition dans le bas âge.

On est d'ailleurs obligé, dans un certain nombre de cas, lorsqu'on a inauguré le traitement par le sublimé, de le supprimer en raison des vomissements ou de la diarrhée qu'il occasionne, pour le remplacer par les frictions qui, elles, sont, dans tous les cas, parfaitement supportées. J'ajouterai en leur faveur que les inconvénients qu'elles présentent chez l'adulte, tels que dégoût, impossibilité de dissimulation, perte de temps, ne sauraient être invoqués ici, et que leur rendement utile est moins sujet à varier, étant donnés probablement l'absorption cutanée plus active et l'emploi de doses relativement énormes.

La balnéation mercurielle, qui a joui, à une époque, d'une certaine renommée dans le traitement de la syphilis infantile, ne peut être recommandée pour les raisons que j'ai déjà dites.

Quant aux injections, elles ne sont pas encore entrées dans la pratique courante. Quelques médecins pourtant, entre autres Smirnoff, ont, il y a de cela un certain nombre d'années, fait appel aux injections de calomel (à doses même très fortes : 0,20) et n'ont eu qu'à s'en louer.

L'huile grise, mieux tolérée par les tissus, les sels solubles (0,005 de benzoate par exemple) me sembleraient plus indiqués. C'est une question à étudier.

2o TRAITEMENT IODURÉ. — Dans tous ou presque tous les cas de syphilis héréditaire précoce, l'iodure de potassium trouve son emploi. Il faut se rappeler, en effet, combien sont fréquentes ici les manifestations viscérales, orchi-épididymite, hépatite, splénite, lésions osseuses, etc. M. le professeur Fournier considère en outre qu'il n'est pas dépourvu d'action contre les accidents parasyphilitiques.

Comme le mercure, l'iodure est très bien toléré par l'enfant. La dose moyenne à laquelle on l'administre varie de $0^{gr},20$ à $0^{gr},30$ par jour (une cuillerée à café de la solution à 20 p. 300).

3o TRAITEMENT LOCAL. — Il ne diffère pas de celui qu'on emploie chez l'adulte et consiste, comme chez celui-ci, en bains fréquents, emploi de poudres inertes, de pommades au calomel (coryza), attouchements de nitrate d'argent, etc.

4o HYGIÈNE ET ALIMENTATION. — Les règles que j'ai données plus haut, à propos de la conduite à tenir vis-à-vis d'un nouveau-né suspect de syphilis, sont encore plus de rigueur quand on a affaire à un enfant syphilitique. Sans y revenir, j'insiste cependant sur l'*obligation pour la mère de nourrir son enfant*, ce qu'elle peut faire sans aucun danger de contagion (loi de Colles-Baumès), et sur les mauvaises conditions dans lesquelles l'alimentation artificielle met l'enfant pour résister à l'infection (digestion difficile, alimentation défectueuse, infection par le lait, etc.).

2. — TRAITEMENT DE LA SYPHILIS HÉRÉDITAIRE TARDIVE.

Quand les accidents précoces de la syphilis héréditaire ont disparu, la maladie n'est évidemment pas guérie. On doit donc, comme chez l'adulte, instituer chez l'enfant un *traitement de fond*, dans le but d'atténuer la diathèse et de prévenir les accidents tertiaires qui constituent la syphilis héréditaire tardive.

Ce traitement de fond se composera également ici de cures mercurielles et iodurées, qui seront prescrites comme chez l'adulte par périodes intermittentes. Ce sont bien entendu les frictions et la liqueur de Van Swieten qui feront les frais du traitement. Les injections d'huile grise pourtant, à la dose de I goutte tous les huit jours, recommandées par le Dr Barthélemy, pourront être utilisées.

Si, malgré ce traitement préventif, il se produit des accidents tertiaires (syphilis héréditaire tardive ou syphilis acquise en bas âge) ou s'ils apparaissent comme premiers symptômes d'une infection jusque-là restée latente, c'est au *traitement mixte* (Hg et KI) qu'on s'adressera pour les combattre. Étant donné l'âge de l'enfant au moment habituel où éclatent ces accidents, on a plus de choix entre les méthodes et les procédés : tous peuvent être indiqués selon la gravité ou la résistance de la lésion, jusques et y compris les injections de calomel, que l'enfant supporte d'ailleurs bien mieux que ne le fait l'adulte.

TABLE DES MATIÈRES

9767-00. — Corbeil. Imprimerie Éd. Crété.